Rosmarie Barwinski

Die erinnerte Wirklichkeit

Psychotraumatologie
Psychotherapie
Psychoanalyse

Herausgegeben von
PD Dr. phil. Rosmarie Barwinski
PD Dr. med. Robert Bering
Prof. Dr. Gottfried Fischer
Prof. Dr. León Wurmser

Alle Titel dieser Reihe siehe Seite 158-160

Rosmarie Barwinski

Die erinnerte Wirklichkeit

Zur Bedeutung von Erinnerungen im Prozess der Traumaverarbeitung

Vorwort von Gottfried Fischer

3. Auflage

Asanger Verlag • Kröning

Die Autorin
PD Dr. phil. Rosmarie Barwinski, Psychoanalytikerin, Psychotherapeutin SPV/FSP; Privatdozentin an der Universität zu Köln; Dozentin und Supervisorin am Psychoanalytischen Seminar Zürich sowie am Institut für psychotherapeutische Forschung, Methodenentwicklung und Weiterbildung (IPFMW) an der Universität zu Köln;
Leiterin des Schweizer Instituts für Psychotraumatologie.

Unser Verlagsprogramm finden Sie unter www.asanger.de

Umschlaggestaltung:
liveo grafikdesign, Angelika Krikava, info@liveo.de, www.liveo.de

Druck:
PBtisk, a.s., Czech Republic

Bibliographische Informationen der Deutschen Nationalbibliothek:
Die Deutsche Nationalbibliothek verzeichnet diese Publikation in der Deutschen Nationalbibliographie; detaillierte bibliographische Daten sind im Internet über http://dnb.d-nb.de abrufbar.

3. Auflage 2021
2. Auflage 2011

ISBN 978-3-89334-545-8

Inhalt

Danksagung

An erster Stelle möchte ich Herrn Prof. Dr. Gottfried Fischer für die Möglichkeit danken, meine Überlegungen in zahlreichen Diskussionen zu überprüfen.
Danken möchte ich ebenfalls in besonderer Weise Frau Dr. Ilka von Zeppelin und Herrn Prof. Dr. Ulrich Moser für ihre wertvollen klinischen und theoretischen Hinweise.
Herrn Rudolf Barmettler danke ich herzlich für seine Unterstützung bei der Gestaltung des Buches.
Auch den Studenten, Kollegen und Kolleginnen möchte ich für die Diskussionen danken, die wir im Rahmen von Weiter- und Fortbildungsveranstaltungen geführt haben. Besonders bedanken möchte ich mich bei meinen Patienten und Patientinnen, die mich dazu anregen, mein theoretisches Wissen immer wieder zu hinterfragen und zu revidieren.

Zürich, den 8. Dezember 2009
Rosmarie Barwinski

Vorwort

Ist die Erinnerung an traumatische Ereignisse realitätsgerecht oder entspricht sie eher der Phantasie? Gibt es ein Störungsbild, das auf Erinnerungstäuschungen schließen läßt – ein „False-Memory-Syndrom“? Haben wir es in Psychoanalyse und Psychotherapie ausschließlich mit der „psychischen Realität“ unserer Patienten zu tun? Ist es therapeutisch unerheblich, ob eine Erinnerung realistisch ist oder nur subjektiv vorhanden, solange wir sie in der Therapie als *für die Patientin* real behandeln? Sind Erinnerungen nicht vielmehr – ganz im Gegenteil – als Abbild der Vergangenheit zu verstehen und in der Psychotherapie entsprechend zu behandeln?

Auf kaum einem Gebiet der psychologischen Medizin und Sozialwissenschaften sind Subjektivismus und Objektivismus so ausgeprägt vertreten wie in der Gedächtnisforschung. Besonders hoch schlagen die emotionalen Wellen beim Thema *sexueller Missbrauch an Kindern.* Hier stehen „False-Memory-Bewegung“ und „naiver Realismus“ einander besonders kämpferisch gegenüber. Für die erste Position gehen in der Therapie wieder entdeckte Erinnerungen grundsätzlich auf Suggestion der Therapeutin zurück, für die zweite bedeutet jede kritische Untersuchung von in der Therapie wieder entdeckten Erinnerungen eine „Retraumatisierung“ der Patientin.

Es ist das Verdienst der vorliegenden Untersuchung, einen vernünftigen Mittelweg zwischen diesen Extremen aufzuzeigen. Einerseits wird die Funktionalität menschlicher Erinnerung für die aktuelle Lebensbewältigung anerkannt, was – anders als bei einem Computer – zu selektiver Erinnerung führt. Andererseits aber werden Subjektivismus und monadisches Denken vermieden, indem der *realistische Kern von menschlichen Gedächtnisleistungen* im allgemeinen und von *traumatischer Erinnerung* insbesondere berücksichtigt wird. So gelingt es Rosmarie Barwinski, der bisherigen Schwarz-Weiß-Malerei in der Gedächtnisdebatte ein profiliertes, in sich differenziertes Bild entgegen zu setzen, das durch Rückbindung an die psychotherapeutische Erfahrung die Farben des wirklichen Lebens annimmt.

Und gerade im Anschluss an die psychotherapeutische Erfahrung, besonders an die psychotherapeutische Veränderungsforschung, liegt die methodische Stärke ihrer Untersuchung. Man kann sie als Beitrag zur *psychotherapiewissenschaftlichen* Forschung im besten Sinne betrachten. Zwar werden auch Ergebnisse der *experimentalpsychologischen* und *neurobiologischen* Gedächtnisforschung eingehend diskutiert. Diese beiden Disziplinen nehmen jedoch eine der Psychotherapiewissenschaft untergeordnete Stellung ein. Experimentalpsychologie und Neurobiologie geben Anregungen im Kontext der *Entdeckung*. *Beweiskräftig* für das Thema traumatischer Erinnerung sind ihre Beiträge nicht.

Wie könnte denn auch ein existentielles Phänomen, wie traumatische Erinnerungen es sind, im restriktiven Rahmen psychologischer Experimente realistisch erforscht werden? Bedenkt man, dass weite Bereiche der „False-Memory-Forschung" auf das Werk einer ebenso begabten wie rührigen Experimentalpsychologin zurückgehen, wird man über die Diskrepanz ihrer Thesen zur klinischen Wirklichkeit kaum erstaunt sein. Ebenso verfallen wir einer Illusion, wenn wir die „endgültige" Klärung derzeit noch offener Fragen der Gedächtnisforschung von den Fortschritten der neurobiologischen Forschung erwarten. Weder experimentelle Psychologie noch Neuroforschung können jene „Hausaufgaben" erledigen, die sich der Psychotherapie stellen, soll diese sich von einem in Medizin oder Psychologie fachfremd untergebrachten Anwendungsfach zu einer eigenständigen wissenschaftlichen Disziplin entwickeln.

Die vorliegende Untersuchung kann als vorbildlich für das psychotherapiewissenschaftliche Vorgehen und die psychotherapeutische Forschungsmethodik (Fischer 2008, Logik der Psychotherapie. Philosophische Grundlagen der Pychotherapiewissenschaft) betrachtet werden. Empirisch liegt ein reichhaltiges, aus systematischen Fallstudien gewonnenes Material von Traumatherapien zugrunde. Die Theoriebildung folgt dem Typus *psychotherapeutischer Veränderungsforschung*.

Hier zeichnen sich im wesentlichen zwei Phasen ab, in denen traumatische Erinnerungen wieder gewonnen und in die Persönlichkeit integriert werden: die *erste* Phase einer Wahrnehmung der traumatischen Erfahrung und eine *zweite* Phase der Bearbeitung von subjektiver Bedeutung und Konflikten, die mit der traumatischen Erfahrung verbunden sind. Innerhalb dieser Phasen übernimmt der Vorgang des Erinnerns eine jeweils unterschiedliche Funktion. Geht es in Phase 1 darum, dissoziierte Fragmente der traumatischen Erfahrung wieder zu gewinnen und ihnen eine symbolische Fassung zu geben, so steht in Phase 2 die Aufhebung von Verdrängungen und ihre Integration in ein autobiographisch kohärentes Narrativ im Vordergrund.

Erfolgreiche Traumatherapien verlaufen in dieser Weise, und man kann sie wesentlich fördern, wenn man sich das veränderungstheoretische Wissen des „Integrationsmodells der Traumaverarbeitung" zu Nutze macht, das in dieser Studie dargelegt wird. In einem solchen, an der Realität psychotherapeutischer Veränderungsprozesse gewonnenen und erprobten, Modell finden auch Konzepte ihren angemessenen Platz, die bisher oft ermüdend und letztlich ohne Ergebnis diskutiert wurden, wie etwa Dissoziation gegenüber Verdrängung oder die Vielzahl neuropsychologischer „Gedächtnisarten" mit ihrer ebenfalls umstrittenen Lokalisierung, wie implizit vs. explizit, heißes emotionales vs. kühles kognitives Gedächtnissystem, autobiographisch vs. episodisch, prozedural vs. deklarativ usf. Vom psychotherapiewissenschaftlichen Zugang aus, der hier stattfindet, ergibt sich die Unterscheidung der Gedächtnisleistungen aus der *Funktion*, die ihnen in den beiden Phasen der Traumaverarbeitung zukommt: In Phase 1 geht es darum, implizit gespeicherte Information in das semantische und episodische Gedächtnis zu überführen, in Phase 2 um die Integration der traumatischen Erfahrung in das autobiographische Gedächtnis.

Auch eine weitere, vor allem in der Psychoanalyse geführte, „continuing story" wird mit dem „Integrationsmodell der Traumaverarbeitung" überflüssig, ob nämlich bei der Behandlung von psychischer Traumatisierung wesentliche Modifikationen der sog. „klassischen" psychoanalytischen Technik erforderlich seien oder nicht. Dies kann klar bejaht werden. Die klassische psychoanalytische Technik ist auf die *Aufhebung von Verdrängung* gerichtet und muss in dem Maße modifiziert werden, wie ein verbal kodiertes autobiographisches Gedächtnissystem nicht oder nicht mehr wirksam ist und präsymbolische Gedächtnisleistungen die Leitfunktion übernommen haben. Auch die Frage, ob sich die Psychoanalyse auf eine Bearbeitung der „psychischen Realität" traumatisierter Patienten beschränken könne, kann beantwortet – und zwar klar verneint – werden. So etwas wie „psychische Realität" existiert in Phase 1 – im Umfeld der traumatischen Erfahrung – noch gar nicht und muss erst gebildet werden, um die mit dem Trauma verbundenen intrapsychischen Konflikte bearbeiten zu können.

Last but not least: Wenn im Einzelfall, z.B. bei einer diagnostischen Untersuchung, die Frage geklärt werden soll, ob die Erinnerung an ein traumatisches Ereignis realistischen Charakter hat oder nicht, stellt das *Integrationsmodell der traumatischen Erfahrung* differenzierte Kriterien zur Verfügung: In welchem Stadium der Traumaverarbeitung befindet sich die Patientin/Probandin? Welche Funktion im Prozess der Traumaverarbeitung, die ja nicht nur in der Therapie, sondern im realen Leben stattfindet, erfüllt die jeweilige Erinnerung, sei sie nun kontinuierlich vorhanden oder wieder entdeckt? Hier sind wir nicht länger auf die Schwarz-Weiß-Sicht von Realismus vs. „False-Memory-Syndrom" festgelegt, sondern gewinnen einen Einblick in die faszinierende Architektur der „erinnerten Wirklichkeit".

Univ.-Prof. Dr. Gottfried Fischer
Akademie für Integrative Psychotherapiewissenschaft Köln
Forschungsleiter Deutsches Institut für Psychotraumatologie DIPT Köln

Einleitung

Die Literatur zum Themenbereich „psychische Traumatisierung" hat sich in den letzten Jahren vervielfacht. Neue Forschungsergebnisse haben zu einem verbesserten Umgang mit traumatisierten Menschen sowohl bei Akuteinsätzen als auch bei der Behandlung von langfristigen Traumafolgestörungen geführt. Es verwundert, dass es trotz des zentralen Stellenwerts, den *Erinnerungen* bei der Traumaverarbeitung einnehmen, bisher kein Fachbuch gibt, das sich explizit mit der Bedeutung von Erinnerungen im therapeutischen Prozess beschäftigt. Ziel einer Traumatherapie ist, das sich Betroffene an die traumatischen Geschehnisse erinnern, ohne von Affekten[1)] überflutet zu werden.

Erinnerungen bei psychisch weitgehend integrierten traumatischen Erfahrungen zeichnen sich dadurch aus, dass über diese Erfahrungen – wie über andere bedeutsame Geschehnisse im Leben auch – möglicherweise mit Gefühlen der Trauer berichtet wird, die aber von den Betroffenen nicht als überwältigend erlebt werden. Die traumatische Erfahrung ist Teil der eigenen Lebensgeschichte geworden und kann als einzelne Erfahrung in der gesamten Lebensspanne gesehen werden. Sie prägt aber nicht das Lebensgefühl der Betroffenen in dem Sinne, dass alle anderen Geschehnisse überschattet werden. Bis dieses Ziel erreicht ist, braucht es *Zwischenschritte*, die durch unterschiedliche Formen der Erinnerungen gekennzeichnet sind. Erinnerungen an traumatische Erfahrungen sind je nach Verarbeitungsgrad der traumatischen Geschehnisse unterschiedlich.

1. Erinnerungen an nicht verarbeitete traumatische Erfahrungen tauchen in Form von intrusiven Phänomenen wie Flashbacks (Bilder traumatischer Situationen), mit dem Trauma verknüpften überwältigenden Affekten, Albträumen und Inszenierungen (auf der Handlungsebene werden einzelne Sequenzen der traumatischen Situation wiederholt) auf.

   Bei Akuttraumata ist es üblich, dass Traumaopfer in den ersten Wochen nach dem Ereignis von Bildern der traumatischen Erfahrung verfolgt werden. Sie erleben beispielsweise nach einem Autounfall immer wieder den Moment, wie ein Lastwagen kurz vor dem Aufprall auf der eigenen Fahrspur entgegenkommt. Aber auch bei lange zurückliegenden, nicht verarbeiteten Traumata können sich Erinnerungen an die traumatischen Geschehnisse in Flashbacks und heftigen Gefühlszuständen zeigen. So geriet beispielsweise eine Frau bei einer Arztvisite in einem öffentlichen Krankenhaus in Panik, als der diensthabende Arzt die Bürotür schloss. Auf Nachfragen im therapeutischen Gespräch erinnerte sie sich, dass ihr Vater in der gleichen Art die Tür geschlossen habe, bevor er sie körperlich misshandelte.

Diese bildhafte, sensomotorische Form der Erinnerung ist nicht altersgebunden. Junge wie auch ältere Menschen erleben nach Akuttraumata, aber auch bei nicht verarbeiteten, zeitlich zurückliegenden traumatischen Erfahrungen, intrusive Phänomene. Sie leiden wegen der Albträume, die häufig exakte Wiederholungen der traumatischen Situation sind, an Schlafstörungen, Konzentrationsstörungen, innerer Unruhe, depressiven Verstimmungen und anderen zum Teil lebenseinschränkenden Symptomen. Auch Jahrzehnte nach einer traumatischen Erfahrung können Bilder des Geschehens die Betroffenen verfolgen (Op den Velde et al., 1990). Nur erwartet man, dass ein Ereignis nach einer „Ruhephase" von mehreren Jahrzehnten um so weniger das Erleben der Betroffenen bestimmen könnte, je länger es zurückliegt.

2. Erinnerungen an traumatische Erfahrungen, die so weit psychisch verarbeitet wurden, dass sie nicht mehr in Form von Flashbacks oder überwältigenden Affektzuständen in Erscheinung treten, aber emotional nicht wirklich bewältigt werden konnten, zeichnen sich dadurch aus, dass Affekte fehlen, Erinnerungslücken bestehen oder Aspekte der traumatischen Erfahrung auf der Handlungsebene wiederholt werden.

   Erinnerungslücken können ganze Lebensphasen umfassen oder auf spezifische Situationen beschränkt sein. Zum Beispiel erinnerte sich eine Patientin nur an schöne Momente mit dem Großvater, der sie über Jahre hinweg in ihrer Kindheit sexuell missbraucht hatte. Den Missbrauch hatte sie „vergessen". Folge dieser selektiven Erinnerung war, dass sie den Großvater idealisierte, während sie sich selbst als minderwertig und schmutzig wahrnahm. Die Idealisierung des Täters auf Kosten des eigenen Selbstwertgefühls ist ein in der Traumaforschung bekannter Mechanismus: Je stärker der Täter idealisiert wird, desto schlechter ist das eigene Selbstbild und damit das eigene Selbstwertgefühl. Motiv dieser Form selektiver Erinnerung ist bei Beziehungstraumata der Wunsch, aus dem Täter einen „guten Täter" zu machen und damit den Schmerz nicht erleben zu müssen, der mit der Erkenntnis einhergeht, von der geliebten Person benutzt und missbraucht worden zu sein.

Erinnerungen auf der Handlungsebene zeigen sich zum Beispiel darin, dass erste Bewältigungsversuche der traumatischen Erfahrung aufrecht erhalten werden, auch wenn sie in der Aktualität ihre Zwekkmäßigkeit verloren haben. Zum Beispiel musste ein Mann, der bei einem Brand in seiner Wohnung nur knapp einer Rauchvergiftung entgegangen war, fortan beim Betreten eines Raumes immer das Fenster öffnen. Diese zwanghaft anmutete Handlung hatte aktuell keinen Sinn: Der Mann konnte nicht zwischen traumatischer Vergangenheit und aktuellen, nicht gefährlichen Situationen unterscheiden. Die Erinnerung an die traumatischen Geschehnisse wurde auf der Handlungsebene agiert.

Gottfried Fischer und Peter Riedesser (1998) fassen diese ersten Bewältigungsversuche mit dem Begriff des „traumakompensatorischen Schemas" (TKS) zusammen. Das TKS umfasst Antworten auf drei Fragen, die alle traumatisierten Menschen beschäftigen:

- Warum ist das gerade mir passiert?
- Was kann ich tun, dass ich nie mehr so etwas Schreckliches erlebe?
- Was kann ich tun, damit ich nicht mehr am Erlebten leide?

Diese *subjektiven Erklärungsversuche* sind handlungsleitend und können das Leben der Betroffenen wesentlich prägen: Eine 40-jährige Frau, die sich aufgrund von Suchtproblemen bei mir in der Praxis gemeldet hatte, warf sich vor, sie habe den sexuellen Missbrauch durch ihren Vater provoziert, weil sie die Nähe zu ihm gesucht habe. In der Folge versuchte sie, Nähe zu Menschen zu vermeiden, und sie ersetzte Beziehungen durch Tabletten und Alkohol. Der Wunsch nach Nähe war ja aus ihrer Sicht der Grund, warum sie sexuell missbraucht worden war. Durch dieses Beispiel wird deutlich, wie wichtig es ist, irrationale Begründungen zu korrigieren, damit Traumaopfer nicht krank werden, keine Sucht entwickeln oder aufgrund falscher Selbstvorwürfe eine depressive Symptomatik zeigen.

Die genannten Formen von Erinnerungen gehen im Verlauf einer Traumabearbeitung mit unterschiedlichen psychischen Prozessen einher, die in zwei Zyklen geteilt werden können (Barwinski Fäh, 2005). Im *ersten Zyklus* geht es um die kognitive und emotionale Wahrnehmung der traumatischen Situation, um Prozesse der Bild- und Sprachfindung. Die Abwehr richtet sich hier gegen die Wahrnehmung der traumatischen Situation: Es findet eine spezifische Art der Verleugnung statt, die im Extremfall zu einer vollkommenen *Amnesie des traumatischen Geschehens* führen kann. Wenn ein bedeutungsschwerer Aspekt der Realität nicht zur Kenntnis genommen wird, können sich keine verinnerlichten Vorgänge zur Bearbeitung dieses Aspekts anschließen. Dies wird erst möglich, wenn die traumatische Situation emotional und kognitiv wahrgenommen werden kann, das Traumatisierende in symbolischer Form repräsentiert und damit in Worten beschreibbar wird. Resultat der Wahrnehmungsabwehr ist in diesem ersten Behandlungszyklus somit die mangelnde psychische Repräsentation der traumatischen Erfahrung aufgrund eines komplexen psychophysiologischen Prozesses. Motiv der Abwehr ist der Schutz vor überwältigenden Affekten. Erinnerungen zeigen sich in diesem ersten Verarbeitungsschritt in Form von intrusiven Phänomenen wie Flashbacks und überwältigenden Gefühlszuständen.

Erst wenn die Erinnerung an traumatisierende Erfahrungen symbolisch repräsentiert ist und die Affekte an Heftigkeit verloren haben, tritt – im *zweiten Zyklus* – eine weitere Abwehr in den Vordergrund. Sie richtet sich gegen die subjektive Bedeutung der traumatischen Situation, die durch unterschiedliche Mechanismen wie Verdrängung, Umkehrung, Verschiebung, Identifikation mit dem Aggressor u.a. aufrechterhalten wird. Die mit dem Ich nicht zu vereinbarenden Erinnerungen an traumatische Ereignisse sind zwar symbolisch repräsentiert, aber aufgrund intrapsychischer Konflikte verdrängt oder nicht mit Gefühlen verbunden.

Die unterschiedlichen Repräsentationsformen der Erinnerung an traumatischer Geschehnisse erlauben nicht nur Aussagen über den Integrationsprozess oder die diagnostische Einordnung der Symptome einer Traumafolgestörung, sondern bestimmen auch die *Beziehungsgestaltung* in einer Traumatherapie. *Übertragung* und *Gegenübertragung* gestalten sich je nach Wissensrepräsentation traumatischer Erfahrungen unterschiedlich und müssen dementsprechend unterschiedlich gehandhabt werden. Aus *gedächtnispsychologischer Sicht* muss bei traumatisierten Patienten davon ausgegangen werden, dass deren traumatische Erfahrungen zu Beginn des Verarbeitungsprozesses lediglich sensomotorisch kodiert worden sind und entsprechend reinszeniert oder agiert werden. Viele der als ursprünglich intentional gedachten Abwehrvorgänge entstammen einem anderen Gedächtnissystem, bei dem von intentionaler, deklarativer Abrufbarkeit oder auch von intentional herbeigeführter Unterdrückung bzw. Verdrängung noch nicht gesprochen werden kann. Diese besonderen Formen der *Wissensrepräsentation* prägen auch die Beziehungsregulation zu Beginn der Traumabehandlung.

Übertragungsdeutungen sind zum Beispiel bei der Bearbeitung von traumatischen Erfahrungen kontraindiziert, die lediglich in nonverbaler, sensorischer Form gespeichert sind (Fischer, 2000; Zurek et al., 2002). Erst wenn traumatische Erfahrungen in symbolischer Form repräsentiert sind, können Konflikte, die aufgrund traumatischer Erfahrungen entstanden oder verschärft wurden, auch in der Übertragung bearbeitet werden. Ähnlich verhält es sich mit der Gegenübertragung des Therapeuten. Die unterschiedlichen Formen der Wissensrepräsentation sind mit sehr unterschiedlichen *Gegenübertragungsgefühlen* verbunden, die sich vor allem in ihrer Affektintensität und Differenziertheit unterscheiden.

Bei lediglich in sensomotorischer Form gespeicherten traumatischen Erfahrungen ist die Gegenübertragung sehr belastend: Die Differenzierung zwischen Selbst und Objekt geht beim Therapeuten verloren. Aufgrund *projektiver Identifikation* wird der Therapeut zum Teilobjekt des Patienten, das die Gefühle des Patienten in abgemilderter Form in sich wahrnimmt (Holderegger, 1993, 2002). Bei traumatischen Erfahrungen, die vorwiegend auf der Handlungsebene ihren Ausdruck finden, bleibt die Gegenübertragung emotional belastend, kann aber über die Wahrnehmung und das Verständnis eigener Handlungsimpulse aufgelöst werden. Erst auf der symbolischen Ebene bleiben psychische Repräsentanzen erhalten. Über Verständnis und Einsicht kann die Übertragung aufgelöst werden.

Zum Aufbau der Arbeit

Erinnerungsstörungen im Kontext psychotraumatischer Erfahrungen sollen möglichst phänomennah erfasst werden. Für einen deskriptiven Zugang eignen sich psychiatrische Diagnosemanuale, da hier anhand objektiv beobachtbarer Phänomene Symptome und Krankheitsbilder erfasst werden.

Nach der phänomenologisch ausgerichteten Beschreibung von Gedächtnisstörungen (Kapitel 1) folgt eine Diskussion der Entstehungsmechanismen, die diesen Beeinträchtigungen der Erinnerung möglicherweise zugrunde liegenden, aus psychoanalytischer Sicht. Der Schwerpunkt wird dabei auf die Begriffe „Dissoziation“ und „Verdrängung“ gelegt (Kapitel 2).

In Kapitel 3 wird deren Funktion im Prozess der Traumaverarbeitung anhand eines Trauma-Integrationsmodells aufgezeigt und die Frage diskutiert, wie die Erinnerung durch die fehlende Selbstkohärenz bei der Dissoziation und der beeinträchtigte Selbstbezug bei der Verdrängung eingeschränkt werden kann.

Unterschiedliche Formen der Erinnerungen werden in Kapitel 4 anhand von Gedächtnismodellen herausgearbeitet und erklärt. Die ermittelten Befunde werden zu Forschungsergebnissen aus der Neurobiologie in Beziehung gesetzt (Kapitel 5).

Den Kern der Arbeit bildet Kapitel 6. Hier werden unterschiedliche Formen und Funktionen der Erinnerung im Prozess der Integration traumatischer Ereignisse unterschiedlichen psychischen Dynamiken zugeordnet. Das vorgestellte Verlaufsmodell dient als Grundlage für die Erarbeitung von technischen Hinweisen für die Behandlung traumatisierter Patienten (Kapitel 7).

1 Störungen des Sich-Erinnerns im Kontext traumatischer Erfahrungen

Um Erinnerungsstörungen im Kontext traumatischer Erfahrungen möglichst phänomennah zu erfassen, eignen sich psychiatrische Diagnosemanuale. Sie erheben explizit der Anspruch, Symptome und Krankheitsbilder anhand objektiv beobachtbarer Phänomene zu beschreiben.

Im Folgenden werden sogenannte Traumafolgestörungen daraufhin untersucht, ob und wie stark Erinnerungsstörungen ein bestimmtes Krankheitsbild prägen.

1.1 Beeinträchtigungen des Gedächtnisses nach ihrem Entstehungszusammenhang

Nicht alle Störungen des Gedächtnisses sind Folge traumatischer Ereignisse. Sie können als direkte körperliche Folge einer neurologischen Erkrankung auftreten und als Symptom nach Einwirkung einer Substanz auf das zentrale Nervensystem fortbestehen. Sie kommen aber auch im Zusammenhang mit einem traumatischen Ereignis oder im Verlauf eines psychotraumatischen Erfahrungsprozesses vor (Hinckeldey & Fischer, 1999).

In den gängigen Diagnosemanualen – Diagnostisches und Statistisches Manual Psychischer Störungen (DSM IV, 1996), International Classification of Deseases (ICD-10, 1993) – werden Beeinträchtigungen des Gedächtnisses ebenfalls nach ihrem *Entstehungszusammenhang* unterschieden: Durch körperliche Krankheitsfaktoren bedingte „Amnestische Störungen“ und durch Drogen oder Medikamente verursachte „Persistierende substanzinduzierte amnestische Störungen“ werden Beeinträchtigungen des Sich-Erinnerns gegenübergestellt, die durch psychotraumatische Ereignisse bedingt sind.

Ich erwähne diesen Sachverhalt, da bei der Beurteilung einer eingeschränkten Erinnerung allen unterschiedlichen Ätiologien Rechnung getragen werden muss. Zum Beispiel wäre nach einem Autounfall zu prüfen, inwieweit Erinnerungslücken auf hirnorganische Verletzungen zurückgeführt werden müssen oder als Folge der traumatischen Erfahrung eingeschätzt werden sollten.

1.2 Traumabedingte Gedächtnisstörungen unter verschiedenen Diagnosestellungen

Störungen des Gedächtnisses im Zusammenhang mit psychotraumatischen oder extrem belastenden Ereignissen werden im DSM bzw. ICD unter verschiedenen Diagnosestellungen aufgeführt. Sie werden einerseits als ein Symptom verschiedener Störungsbilder, wie zum Beispiel der Posttraumatischen Belastungsstörung (F43.1 nach DSM IV) und der Akuten Belastungsstörung (F43.0 nach DSM IV) beschrieben.

Andererseits wird die Unfähigkeit, sich an wichtige persönliche Informationen zu erinnern, als eigenständige Symptomkonstellation mit der Bezeichnung „Dissoziative Amnesie" (F44.0 nach DSM IV) aufgeführt.

1.2.1 Posttraumatische Belastungsstörung

Die Posttraumatische Belastungsstörung zeichnet sich durch folgende *Symptomtrias* aus:

- Unfreiwillige Erinnerungsbilder an das traumatische Ereignis (meist in Form von Flashbacks oder sich wiederholenden Albträumen);
- Vermeiden von Situationen, die an die traumatische Situation erinnern könnten;
- Erregung: Erregung und Angst können sich auch körperlich – z.B. in Magen- oder Kopfschmerzen – äußern.

Unmittelbar nach einem traumatischen Ereignis finden sich bei den meisten Betroffenen diese und andere Beschwerden wie schwere Depressionen und Selbstzweifel oder überwältigende Wut. Hier sprechen wir noch nicht von einer *Posttraumatischen Belastungsstörung* (PTBS). Bleibt die Erholung jedoch dauerhaft aus, besteht ein erhöhtes Risiko für negative Langzeitfolgen.

1.2.2 Akute Belastungsstörung

Entweder während oder nach der Konfrontation mit einem extrem belastenden Ereignis kann bei den Betroffenen innerhalb eines Monats als Symptom der Akuten Belastungsstörung eine *Dissoziative Amnesie* auftreten – neben anderen dissoziativen Phänomenen wie das subjektive Gefühl der Empfindungslosigkeit oder das Fehlen der emotionalen Reaktionsfähigkeit. Die Dissoziative Amnesie äußert sich zum Beispiel in der Unfähigkeit, sich an wichtige Details des traumatischen Geschehens zu erinnern (DSM IV, 1996, S. 496). Dissoziative Symptome werden hier als eine Reaktion auf die traumatische Situation aufgefasst.

Bei der *Posttraumatischen Belastungsstörung* (PTBS) und der *Akuten Belastungsstörung* können Erinnerungsstörungen sowohl als intrusive Phänomene als auch als Vermeidungssymptome vorhanden sein. Vermeidungsreaktionen reichen

- von bewusster Unterdrückung von Gedanken und Gefühlen, die an das Trauma erinnern, bzw. von Gesprächen oder Aktivitäten, die mit dem Trauma in Verbindung stehen,
- bis zur gänzlichen Unfähigkeit, sich an wichtige Aspekte des Traumas zu erinnern.

Dementsprechend werden Vermeidungssymptome in *bewusste Vermeidung* oder unbewusste Formen der *Dissoziation* unterteilt (Maercker, 2007). Unter bewusster Vermeidung versteht man die oben genannten Vermeidungsbemühungen ohne Einbezug amnestischer Symptome. Symptome der Dissoziation sind Ausdruck der Abspaltung bestimmter Gedächtnisinhalte. Eine Extremausprägung wird bei der *multiplen Persönlichkeit* (Schneider 2007) erreicht, bei der einzelne Erinnerungsfragmente die Züge einer eigenständigen Persönlichkeit einnehmen.

Bei der Wiederbelebung traumatischer Ereignisse als Intrusion tauchen Bilder, Gedanken, Träume, Flashbacks und psychische sowie körperliche Reaktionen auf, die einen Aspekt des traumatischen Geschehens widerspiegeln. Die betroffene Person handelt oder fühlt, als ob das traumatische Ereignis wiederkehrt, kann aber nicht immer einen bewussten Zusammenhang zum traumatischen Ereignis herstellen. Der Begriff „dissoziative Flashback-Episoden" bezeichnet denselben Sachverhalt – intrusiv wiederkehrende, bildhafte oder in anderen Sinnesmodalitäten kodierte Erinnerungen an das Trauma, bei denen die Unterscheidung zwischen traumatischer Erinnerung und Realitätswahrnehmung teilweise misslingt (DSM IV, 1996, S. 491 und S. 856).[2)]

Intrusive Phänomene können in diesem Sinne als eine Form der Erinnerungsüberflutung verstanden werden, die auf einer bildhaften, sensomotorischen Ebene verläuft und nicht bewusst mit der traumatischen Erfahrung in Verbindung gebracht werden kann. Die Vermeidung von Reizen hingegen, die mit dem Trauma in Verbindung stehen, entspricht einem „Zuwenig" an verfügbaren und damit der Reflektion und weiterer Bearbeitung zugänglichen Erinnerungen. Was bei *Intrusionen* als „zuviel" an Erinnerung beschrieben wird, ist also keine dem Bewusstsein zugängliche (symbolische) Form der Erinnerung. Bei der Vermeidung wird Wissen bewusst und/oder unbewusst vom Bewusstsein ferngehalten.

1.2.3 Dissoziative Amnesie

Bei der Dissoziativen Amnesie zeigt sich das vorherrschende Störungsbild in einer oder mehreren Episoden, in denen sich die betroffene Person an keine wichtigen persönlichen Informationen erinnern kann, die zumeist traumatischer oder belastender Natur sind. Die Erinnerungslücken sind zu umfassend, um durch normale Vergesslichkeit erklärt zu werden (DSM IV, 1996, S. 548).

Der (reversible) Gedächtnisverlust bezieht sich fast immer auf autobiographische Informationen bzw. persönliche Erfahrungen, die sprachlich nicht mitgeteilt oder – wenn dies möglich ist – nicht vollständig im Bewusstsein festgehalten werden können. Das Gedächtnis für allgemeines

Wissen und die Fähigkeit zum Erwerb und zur Wiedergabe neuer Gedächtnisinhalte ist im Unterschied zu den Amnesien nach einer körperlichen Erkrankung meist erhalten. Die zeitliche Dauer, für die eine Dissoziative Amnesie besteht, kann von Minuten über Stunden bis zu Jahren dauern. Sie kann spontan abklingen oder schrittweise zurückgehen. Häufig berichten die Betroffenen rückblickend über eine Erinnerungslücke bzw. eine Anzahl von Lücken in der persönlichen Lebensgeschichte.

Dissoziative Amnesien werden häufig nach dem feststellbaren Ausmaß der Gedächtnisstörung klassifiziert (Spiegel & Cardena, 1991; DSM IV, 1996). Der Gedächtnisverlust kann lokalisiert sein, d.h. er ist auf eine bestimmte Zeitspanne begrenzt. Er kann selektiv sein, d.h. nur bestimmte Aspekte der traumatischen Erfahrung innerhalb eines definierten Zeitraums können nicht erinnert werden. Oder er kann generalisiert sein, d.h. die Amnesie umfasst das gesamte Leben der betroffenen Person. Eine kontinuierliche Amnesie bezeichnet die Unfähigkeit, sich an Ereignisse von einem bestimmten Zeitpunkt an bis in die Gegenwart hinein zu erinnern.

1.2.4 Amnesien als charakteristische Merkmale im Kontext dissoziativer Störungen

Amnesien treten als charakteristische Merkmale auch im Kontext dissoziativer Störungen wie der Dissoziativen Fugue (F 44.1 nach DSM IV, früher Psychogene Fugue genannt) und der Dissoziativen Identitätsstörung (F 44,81 nach DSM IV, früher als Multiple Persönlichkeitsstörung bezeichnet) auf.

1.2.4.1 Dissoziative Fugue

„Bei der Dissoziativen Fugue, deren Hauptmerkmal im plötzlichen, unerwarteten Weggehen der betroffenen Person von zu Hause oder vom Arbeitsplatz ist, äußert sich die Gedächtnisstörungen als Unfähigkeit, sich an die gesamte oder an Teile der Vergangenheit zu erinnern. Die Störung ist mit einer Verwirrung über die eigene Identität oder mit der Annahme einer neuen Identität verbunden. Sie tritt nicht ausschließlich im Verlauf einer Dissoziativen Identitätsstörung oder nach Substanzeinwirkung auf. Meistens steht die Dissoziative Fugue in Zusammenhang mit besonders belastenden oder traumatischen Lebensereignissen. Die Betroffenen können gleichzeitig die diagnostischen Kriterien für eine Posttraumatische Belastungsstörung erfüllen. Bei Remission der Störung auf den Zustand vor Eintreten der Fugue besteht oft eine Amnesie für traumatische Erfahrungen der Vergangenheit. Häufig bessert sich die Symptomatik rasch, jedoch kann in Einzelfällen eine anhaltende Dissoziative Amnesie bestehen bleiben“ (Hinckeldey & Fischer, 1999, S.25).

1.2.4.2 Dissoziative Identitätsstörung

„Hauptmerkmal der Dissoziativen Identitätsstörung (DIS) ist das Vorhandensein von zwei oder mehr unterscheidbaren Identitäten oder Persönlichkeitszuständen, die wiederholt die Kontrolle über das Verhalten der betroffenen Person übernehmen. Die Erinnerungsstörungen äußern sich in Lücken der biographischen Erinnerung oder einem Verlust derselben für einen längeren Zeitraum in der Kindheit. Sie betreffen sowohl aktuelle wie auch vergangene Ereignisse. Das Ausmaß der Erinnerungsfähigkeit ist häufig abhängig von der Identität, die gerade die Kontrolle über das Verhalten hat. Charakteristisch für Patienten mit einer Dissoziativen Identitätsstörung ist die Unfähigkeit, unterschiedliche Aspekte ihrer Identität, ihres Gedächtnisses und ihres Bewusstsein zu integrieren“ (Hinckeldey & Fischer, 1999, S.25).

Die Dissoziative Identitätsstörung wird in Zusammenhang mit Erfahrungen schweren physischen oder sexuellen Missbrauchs in der Kindheit gebracht, darunter länger andauernde *Misshandlungen* und *Vernachlässigung* sowie im besonderen *sexueller Missbrauch*. Oder sie hängen mit extremen Erlebnissen zusammen – mit Verletzten und Toten wie zum Beispiel als Folge von Mord, Krieg, schweren Unfällen, Katastrophen, besonders wenn die Eltern oder Geschwister betroffen sind. Studien an Patienten mit Dissoziativer Identitätsstörung ergaben Raten von sexuellem Missbrauch in der Vorgeschichte zwischen 75 % und 94 %. Misshandlungen liegen in der gleichen Größenordnung – oftmals in Kombination mit sexuellem Missbrauch.

Die Dissoziative Identitätsstörung weist eine hohe *Komorbidität* mit anderen psychischen Störungen auf, wie etwa zu Depressionen, Angststörungen, oder auch Persönlichkeitsstörungen, wie der Borderline-Persönlichkeitsstörung, oder der Schizotypischen Persönlichkeitsstörung. Dabei können die komorbiden Störungen wiederum auch eine Reaktion auf die belastenden und traumatischen Erlebnisse sein. Viele Betroffene leiden auch unter einer Posttraumatischen Belastungsstörung. Nach einer Studie von Boon und Draijer (1993) sind es etwa 80 %.

1.3 Zusammenfassung

Traumabedingte Störungen des Gedächtnisses werden im DSM bzw. ICD einerseits als ein Symptom verschiedener Störungsbilder beschrieben, wie zum Beispiel bei der Akuten Belastungsstörung und der Posttraumatischen Belastungsstörung. Andererseits werden sie als eigenständige Symptomkonstellation mit der Bezeichnung „Dissoziative Amnesie“ erfasst. Weiterhin treten Amnesien im Kontext dissoziativer Störungen auf.

Anzunehmen ist, dass Intrusionen und Vermeidungsreaktionen, durch die sich die Akute und die Posttraumatische Belastungsstörung auszeichnen, sowie dissoziativen Störungen *unterschiedliche psychische Prozesse* zugrunde liegen.

Im folgenden Kapitel werden diese psychischen Prozesse anhand psychoanalytischer Konzepte diskutiert.

2 Dissoziation und Verdrängung als Ursachen für die Unfähigkeit, sich an traumatische Situationen zu erinnern

In der Literatur hat die Auseinandersetzung über unterschiedliche Hypothesen zur Entstehung von Gedächtnisstörungen im Kontext psychotraumatischer Erfahrungen eine lange Tradition. Die eine Forschungsrichtung, die vor allem auf Pierre Janet zurückgeht, qualifiziert die Dissoziation als eine übliche Reaktion auf ein psychisches Trauma, die wiederum die in der Folge auftretenden Amnesien verursache. Auf der anderen Seite wurde, vor allem durch Sigmund Freud, der Abwehrmechanismus der Verdrängung als Ursache für die Unfähigkeit, sich an traumatische Situationen zu erinnern, angesehen (Übersicht bei Reviere, 1996).

Inwieweit beide Mechanismen die Verarbeitung traumatischer Ereignisse prägen, wird auch heute noch kontrovers diskutiert. In Veröffentlichungen zu diesem Problem hat man einerseits das gleichzeitige Vorkommen von Dissoziation und Verdrängung in Frage gestellt und Dissoziation als alleinigen Entstehungsmechanismus für traumatisch bedingte Gedächtnisstörungen postuliert (van der Kolk & van der Hart, 1995). Andererseits wird die Hypothese vertreten, dass beide Prozesse gleichzeitig auftreten können (Reviere, 1996).

Um einen Beitrag zur Diskussion dieser Frage leisten zu können, möchte ich in einem ersten Schritt die beiden Begriffe definieren, wie sie heute überwiegend verwendet werden, und anschließend ihren Stellenwert im Prozess der Traumaverarbeitung aufzeigen.

2.1 Dissoziation und Verdrängung

2.1.1 Dissoziation

„Die Dissoziation ist ein komplexer psychophysiologischer Prozess, der durch eine teilweise oder völlige Desintegration psychischer Funktionen, wie der Erinnerung an die Vergangenheit, des Identitätsbewusstseins, der Wahrnehmung des Selbst und der Umgebung und der unmittelbaren

Empfindungen gekennzeichnet ist. Es handelt sich um eine Störung, die vielfältige Formen aufweisen kann. Die Dissoziation umfasst ein Spektrum, das von normalpsychologischen dissoziativen Phänomenen, die in Übermüdungs- und Stresssituationen vorkommen, über Trancezustände, die bewusst intendiert werden, bis hin zu den eigentlichen psychopathologischen Phänomenen reicht" (Eckhardt-Henn, 2002, S. 141). Gegenwärtig wird die Dissoziation einerseits als ein *psychodynamischer Abwehrprozess* und andererseits als ein Zustand verstanden, in dem zwei oder mehrere psychische Prozesse nebeneinander bestehen, ohne verbunden oder integriert werden zu können (Eckhardt, 1996).

Schon Fairbairn (1954) beschrieb die Dissoziation als einen passiven Prozess, der zu einer vorübergehenden *Diskontinuität der Psyche und ihrer Integrations- und Kohäsionsfähigkeit* führt. In schweren traumatischen Situationen wird das Ich in seiner Abwehrfähigkeit überwältigt. Es kommt zu Spaltungen im Ich, die sich zu Subpersönlichkeiten oder Subpersönlichkeitszuständen entwickeln und der integrierenden Fähigkeit eines zentral organisierten Selbst entgegen stehen. Eine ähnliche Auffassung vertritt Spiegel (1991), wenn er Dissoziation innerhalb eines topographischen Modells des Bewusstseins als eine *horizontal geschichtete Aufspaltung der traumatischen Gesamterfahrung* in einzelne, voneinander getrennt gehaltene Bewusstseinszustände beschreibt.

Fischer und Riedesser (1998) haben diesen Mechanismus mit der Metapher der „Drehbühne" beschrieben: Wie bei der Drehung der Bühne während einer Theateraufführung wird der Zuschauer, zum Beispiel der Therapeut während einer Therapiestunde, mit einer völlig veränderten Szenerie konfrontiert, wobei die unterschiedlichen Szenen den fraktionierten Erlebniszuständen der traumatisierten Persönlichkeit entsprechen. Die Drehung der Bühne geschieht auf Veranlassung des Patienten. Und er selbst ist auch der Autor des Drehbuches, das den jeweiligen Szenenwechsel vorsieht, ohne sich allerdings dieser Autorenschaft bewusst zu sein.

Die *Fraktionierung der Gesamterfahrung* in voneinander getrennte Erlebniszustände der Szenen, die jede für sich Elemente der traumatischen Erfahrung enthalten und deren Zusammentreffen nach Möglichkeit vermieden wird, stellt das horizontale Kontrollprinzip im traumatischen Prozess dar. Als Langzeitfolge dieser horizontalen Kontrolloperationen, die vom bewussten Selbstbezug des handelnden Subjekts abgespalten sind, werden *dissoziative Störungen*, im Extremfall dissoziative Identitätsstörungen, beschrieben (Hinkeldey & Fischer, 1999).

2.1.2 Verdrängung

Verdrängung als mögliches Erklärungskonzept für das Auftreten von Erinnerungslücken nach einer traumatischen Erfahrung entspricht einem *vertikal geschichteten Modell des Bewusstseins.* Verdrängung als vertikaler Abwehrprozess verhindert das Bewusstwerden der mit dem Trauma verbundenen Erinnerungen und Affekte, die im Fall ihrer Bewusstwerdung das Selbst- und Weltverständnis der betroffenen Person bedrohen würden (Fischer & Riedesser, 1998). Der *Verlust des Selbstbezugs* bedingt allerdings, dass das Trauma immer wieder reproduziert und eine bewusste Überarbeitung auf diese Weise verhindert wird. Die mit der Integrität des Ichs unvereinbare Erinnerung an das Trauma, die bewusst nicht zugänglich ist, hat die Tendenz, sich als nicht integrierte, sprachlich nicht symbolische Erfahrung zu wiederholen.

Das bedeutet jedoch nicht notwendigerweise, dass das traumatische Ereignis als solches nicht erinnert werden kann. Häufig können Betroffene das Ereignis sachlich zutreffend schildern, ohne jedoch dessen subjektive Bedeutung zu verstehen bzw. das traumatische Geschehen mit den entsprechenden Affekten in Verbindung bringen zu können. In diesem Fall unterliegt nicht das Ereignis als solches der Verdrängung, sondern die damit verbundenen unerträglichen Affekte werden verdrängt.

2.1.3 Unterschiede und Gemeinsamkeiten

Fairbairn (1954) verstand Verdrängung im Kontrast zur Dissoziation als eine aktive Kraft, die vom Hauptteil der Persönlichkeit gegen einen anderen Anteil der Persönlichkeit ausgeübt wird; sie richte sich nicht wie die Dissoziation auf die Inhalte, sondern auf deren *Wirkung auf das Selbst* (Scharff & Scharff, 1994). Resultat der Verdrängung ist in dieser Betrachtungsweise die eingeschränkte Erinnerung an traumatische Geschehnisse aufgrund des „Abschiebens" ins Vor- oder Unbewusste. Damit unterliegt die verdrängte Erinnerung jedoch einem anderen Verarbeitungsmodus, der sich – wie Freud ausgeführt hat – durch primärprozesshaftes Denken auszeichnet.[3)] Das heißt, Verdrängung verfälscht Erinnerungen durch Mechanismen, wie sie für konflikthafte Erfahrungen typisch zu sein scheinen. Bei dissoziativen Prozessen sind Erinnerungen dagegen zeitweise nicht vorhanden.

Ein weiterer Unterschied liegt in der Form, wie sich verdrängte Erinnerungen und dissoziierte Erfahrungen im therapeutischen Prozess zeigen. Verdrängte Erinnerungen tauchen entsprechend dem Konfliktverarbeitungstand allmählich auf, während abgespaltene Erfahrungen mit starken Affekten gewissermaßen ins Bewusstsein einschießen und die Betroffenen erneut zu traumatisieren drohen (Spiegel, 1991).

Zur Illustration möchte ich zwei Fallvignetten aus der Behandlung einer Patientin vorstellen, die in ihrer Kindheit schwere Traumatisierungen erlitt. Sie erlebte über Jahre hinweg sexuelle Übergriffe durch ihren Großvater , wurde vernachlässigt und hatte mehrere Verlusterlebnisse. Als sie zur Behandlung kam, konnte sie sich nicht mehr an den Missbrauch durch den Großvater erinnern.[4)] Sie meldete sich wegen Alkoholproblemen und Panikattacken. Die erste Vignette stammt aus der ersten Phase der Behandlung und beschreibt, wie dissoziiertes Material gewissermaßen ins Bewusstsein einbricht. Die zweite Fallvignette illustriert, wie aufgrund intrapsychischer Konflikte verdrängte Geschehnisse nach der Auflösung der Abwehr wieder erinnert werden.

2.1.4 Fallvignette 1: dissoziative Prozesse

Wie erwähnt, konnte sich Frau M. zu Beginn der Behandlung nicht an sexuelle Übergriffe durch den Großvater erinnern. Sie lebte jedoch ständig in der Angst, von Gefühlen überflutet zu werden oder sich nicht mehr zu spüren. In der 125. Stunde – ca. eineinhalb Jahre, nachdem sie eine psychotherapeutische Behandlung begonnen hatte – schilderte sie folgende Erfahrung:

Sie war von Freundinnen zum Essen eingeladen worden. Nach einer Viertelstunde wurde es ihr unwohl. „Ich bekam Panik. Ich wollte nach Hause gehen, aber konnte mich nicht mehr bewegen. Ich geriet in eine furchtbare Spannung. Ich spürte mich nicht mehr, saß bewegungslos am Tisch und konnte nur darauf warten, dass die Spannung aufhören würde und ich endlich gehen könne. Es war ganz schlimm für mich. Als ich merkte, dass ich mich wieder bewegen konnte, verabschiedete ich mich sehr plötzlich. Als ich zu Hause war, war ich froh, dass ich hatte gehen können, aber ich fühlte mich schrecklich und allein."

Ich fragte sie, ob sie sonst schon einmal in einen solchen Spannungszustand geraten sei. „Im Zug ging es mir auch schon so. Ich bekam eine Panikattacke, aber konnte nicht aus dem Zug heraus. Er war schon losgefahren, sonst wäre ich sofort ausgestiegen", führte sie aus. Auch wenn sie ihre Arbeit vor einer Gruppe von Menschen verrichten müsse, gerate sie in Panik. In diesen Momenten seien es die Blicke anderer Menschen, die eine Panikattacke bei ihr auslösen könnten.

Wie im Verlauf dieses Gesprächs deutlich wurde, waren für Frau M. „eingeschlossen zu sein" und „angestarrt zu werden" *Trigger*, die sie in panikartige Zustände versetzen konnten. Gemeinsam suchten wir nach Lösungen, wie sie mit ihren „Panikattacken" umgehen könne, auch wenn noch unklar war, warum sie in diese schlimmen Zustände geriet. Frau M. fand selbst einen Kompromiss zwischen Gefühllosigkeit und traumatischer Affektüberflutung. Sie setzte sich auf eine Bank im Bahnhof, weil sie sich dort durch die sie umgebende Hektik bewegt und lebendig fühlte, und beobachtete die abfahrenden und ankommenden Menschen. Mittels *Dezentrierung* gewann sie Abstand zu sich, spürte aber gleichzeitig, dass um sie herum Lebendigkeit herrsche. Dann fühlte sie sich nicht „tot" (d.h. gefühllos), aber auch nicht ihren traumatischen Gefühlszuständen ausgeliefert, sondern konnte „zuschauen mit der Gewissheit, dass alles in Ordnung ist: Züge fuhren, Leute kauften Zeitungen u.a."

Ihr Zustand verschlechterte sich in der Folge erneut, nachdem ihre Tante Laura starb, die für sie eine Ersatzmutter war. Der Tod der Tante hatte eine retraumatisierende Wirkung. Der Missbrauch durch den Großvater hatte begonnen, nachdem ihre Großmutter in eine Klinik eingewiesen worden und nicht mehr nach Hause zurückgekehrt war. Für Frau M. war ihre Großmutter damals gestorben.

In den Gesprächen mit ihr erlebte ich starke und belastende *Gegenübertragungsgefühle*. Ich hatte in den Stunden gegen Müdigkeit und Übelkeit zu kämpfen und spürte eine Angst, die ich nicht lokalisieren konnte. Frau M. berichtete in dieser Behandlungsphase von Albträumen, in denen sie die Zimmertüre nicht mehr schließen konnte. Sie konnte ihre traumatischen Erfahrungen nicht mehr vom Bewusstsein fernhalten.

Die erste deutliche Erinnerung an Missbrauchssituationen hatte sie im Wachzustand, nachdem sie in einer Apotheke ein Einreibemittel gekauft hatte, um ihre Erkältung zu kurieren. Als sie den Geruch der Salbe roch, wurde ihr übel, und sie hatte mit Brechreiz zu kämpfen. Sie wusste plötzlich, dass ihr Großvater sie unter dem Vorwand, ihren Husten behandeln zu wollen, am ganzen Körper gestreichelt hatte. Meine Gegenübertragungsgefühle, Angst und Übelkeit, hatten – wenn auch in abgeschwächter Form – den Gefühlszustand widergespiegelt, den Frau M. in traumatischen Situationen erlebt hatte.

In der Folge berichtete sie, dass sie seit Tagen massive Schlafstörungen habe. Ihr Bett und die Dunkelheit waren zu Auslösern geworden, die sie in den mit traumatischen Situationen verknüpften Gefühlszustand brachten. Wir besprachen, wie sie ihre Wohnsituation verändern könne, um nicht in den Erlebniszustand abzugleiten, der mit den traumatischen Situationen verbunden war. So schlief sie zum Beispiel eine Woche in ihrem Wohnzimmer und ließ das Licht die ganze Nacht lang brennen, damit sie sah, dass sie nicht im Schlafzimmer ihrer Kindheit eingeschlossen war.

Wenn sie in den Therapiestunden in den „trauma-state“ abzugleiten drohte, stellte ich gezielt Fragen, die sich auf die kognitive Ebene bezogen, und unterbrach sie in ihren Ausführungen, wenn sie in starke Affekte geriet. Zusätzlich stärkte ich die *therapeutische Ich-Spaltung*: Frau M. lernte, dass aktuelle Stimmungen Abbilder des Gefühlszustandes ihrer Kindheit sein konnten. Gemeinsam suchten wir nach Bewältigungsstrategien, die ihr außerhalb unserer Gespräche helfen sollten, dass die Erinnerung nicht zwangsläufig zur Retraumatisierung wurde.

Eine merkliche Besserung ihrer massiven Symptome zeigte sich, als sie ihre Missbrauchserlebnisse aufschreiben konnte. Sie brachte ihre Notizen in einer Schublade unter, die sie öffnen und schließen konnte – das heißt, sie hatte die Kontrolle darüber, wann sie sich mit ihren schrecklichen Erfahrungen konfrontieren wollte und wann nicht. Sie hatte Worte für ihre erschütternden Erlebnisse gefunden und eine Möglichkeit, Erinnerung nicht als Retraumatisierung zu erleben.

2.1.5 Fallvignette 2: Verdrängung

Frau M. berichtete, dass es ihr schwer falle dem Großvater gegenüber Wut zu zulassen:

„Ich denke dann immer an gute Erfahrungen mit ihm. Ich finde keine Haltung, in der beides Platz hat: seine Übergriffe und seine Fürsorglichkeit, wenn er mir zum Beispiel am Morgen meinen Kakao und ein bestrichenes Butterbrot auf den Tisch stellte ... In den letzten Tagen erinnere ich mich an viele Bilder von damals, als der Großvater Übergriffe machte. Ich konnte früher nicht darüber nachdenken, was alles geschehen war. Jetzt weiß ich, was er alles mit mir machte“. In der Folge wurde deutlich, dass Frau M. glaubte, die sexuellen Übergriffe selbst provoziert zu haben, weil sie Wärme und Fürsorglichkeit beim Großvater gesucht habe. Großvater sei für sie ein Muttterersatz gewesen.

Sie erinnerte sich, wie sie gemeinsam mit ihrem Cousin Reto und ihrem Großvater auf die Kirmes gegangen waren, wie er sie an seiner großen Hand gehalten und heiße Kastanien gekauft hatte. Sie berichtete von ihrem Heimweh und wie sie den Großvater vermisste, wenn sie in ein Ferienlager geschickt wurde. Sie erinnerte sich daran, wie er am Fenster stand und nach einem solchen Ferienaufenthalt auf ihre Rückkehr wartete. „Er war mein Zuhause, auch wenn er mich sexuell missbrauchte. Ich hatte als Kind geglaubt, der Missbrauch gehöre einfach dazu – das sei normal – ich müsste das einfach über mich ergehen lassen. Erst viel später spürte ich, dass das nicht in Ordnung war.“

Mit der Bearbeitung ihrer Aggressionsproblematik und der damit einhergehenden Auflösung der Idealisierung des Großvaters begann Frau M. Erinnerungen zu berichten, die sie zuvor verdrängt hatte. Sie erinnerte sich daran, dass der Großvater immer Reto bevorzugt hatte. Wenn er mit Reto und ihr auf die Kirmes ging, habe er zwar Kastanien gekauft, aber diese Reto gegeben. „Ich konnte froh sein, wenn er mir einige Kastanien abgab". Sie berichtete erneut von ihrer Rückkehr aus den Ferien. Sie erinnerte sich jetzt daran, wie sie nach dem Aufenthalt in einem Ferienlager als einziges Kind nicht vom Bahnhof abgeholt wurde und mit dem schweren Koffer alleine nach Hause gehen musste. Der Großvater habe zwar am Fenster gesessen, aber sie beim Heimkommen „wie Luft" behandelt. Sie konnte Wut gegenüber dem Großvater zulassen, ohne diese sofort wieder gegen sich in Form von Selbstentwertung zu wenden oder mittels Idealisierung des Täters abzuwehren.

Im ersten Beispiel wird Frau M. von den zuvor abgespaltenen Erinnerungen bzw. den mit diesen einhergehenden Affekten überflutet. Sie litt unter Panikzuständen und berichtete Erinnerungsfragmente in Form von einzelnen Bildern. Die auftauchenden Bilder entsprachen Geschehnissen in der traumatischen Situation. Trigger waren äußere Umstände, die mit traumatischen Erfahrungen einhergingen: ein Raum, der nicht verlassen werden kann, oder Blicke, die Frau M. daran erinnerten, wie der Großvater ihren Körper „angestarrt hatte".

In der zweiten Fallvignette tauchen Erinnerungen allmählich auf und gehen nicht mit diesen heftigen Affekten einher wie in der erstgeschilderten Episode. Kennzeichnend für verdrängte Erinnerungen ist weiterhin, dass Erinnerungen nicht mit den Geschehnissen in der Vergangenheit übereinstimmen müssen. Dies entspricht den Schilderungen der Patientin zu Beginn der zweiten Vignette, wo kränkende Erlebnisse scheinbar vergessen waren, um das Bild des guten Großvaters aufrecht erhalten und damit Aggressionen abzuwehren zu können.

Wie von Fairbairn (1954) wird auch von Eckhardt-Henn (2002) die *Verdrängung als aktiver Prozess* gesehen, der dem Ich ermöglicht, mit konflikthaften, bedrohlichen psychischen Inhalten umzugehen. Dieses psychische Material ist bereits encodiert, in Narrative umgesetzt, psychisch verdaut und erst dann verdrängt. Bei der Dissoziation handelt es sich hingegen um die *Abspaltung von psychisch unverdautem Material*, das mit traumatischen Erlebnissen verbunden ist und nicht in Narrative umgesetzt und encodiert werden konnte (Eckhardt-Henn, 2002, S. 143). Um verständlich zu machen, was Eckhardt-Henn unter „psychisch unverdautem Material" versteht, ist bereits an dieser Stelle ein kurzer Exkurs in die Gedächtnisforschung notwendig, der im vierten Kapitel wieder aufgenommen und vertieft wird.

2.1.6 Exkurs in die Gedächtnisforschung

Aufgrund von Untersuchungsbefunden aus der Gedächtnisforschung geht man davon aus, dass es unterschiedliche Formen der Erinnerung gibt. Verkürzt werden zwei Gedächtnisarten unterschieden: das explizite und das implizierte Gedächtnis.

Der wesentliche *Unterschied zwischen impliziten und explizitem Gedächtnis* besteht darin, dass das implizite Gedächtnis unbewusst ist. Es impliziert ein frühes, dem Kind nicht bewusstes, somatopsychisches, sensorisches und emotionales Einprägen. Zu seinen Inhalten gehören nicht nur Sinneswahrnehmungen, sondern ebenfalls Bewegungs- und Verhaltensmuster zusammen mit den gleichzeitig erlebten Affekten, Gewohnheiten, emotionalen Antworten sowie reflexive und klassisch konditionierte Handlungen. Auch im späteren Leben gehen einmal erlernte Fähigkeiten, wie Radfahren oder Klavierspielen, ins implizit-prozedurale Gedächtnis ein, sobald sie automatisiert sind.

Die explizite Erinnerung ist dagegen bewusst. Das explizite Gedächtnis verarbeitet semantische Informationen, unterliegt expliziter Kontrolle und kann nach dem Spracherwerb in Worten mitgeteilt werden. Gewöhnliche Ereignisse werden anders codiert als traumatische Geschehnisse. Sie zeigen sich unabhängig vom Alter, in dem das Trauma auftrat, in somato-sensorischer Form oder als emotionale Flashback-Erlebnisse. Häufig findet sich keine sprachliche Kodierung der Erinnerungen an das Trauma – unabhängig davon, ob zeitweise eine Amnesie für das Ereignis bestand. Die traumatische Erfahrung scheint im impliziten Gedächtnis gespeichert und kann nicht als Narrative ins explizite Gedächtnis überführt werden.

Eckhardt-Henn (2002) führt die unterschiedliche Codierung darauf zurück, dass ein extremes emotionales Arousal mit Erinnerungsfunktionen des Hippocampus interferiert: „In solchen Situationen könnte die explizite Erinnerungsfunktion versagen, so dass die Betroffenen keine Narrative des Ereignisses entwickeln können. Aufgrund der erhaltenen Funktion der impliziten Erinnerung können sie aber körperliche Sensationen, Angstzustände, ängstigende diffuse Wahrnehmungen haben, die durch bestimmte, mit traumatischen Ereignissen verbundenen Triggersituationen ausgelöst werden können. Die psychische Verarbeitung der traumatischen Erlebnisse wird aufgrund der mangelnden Narrative erschwert" (Eckhardt-Henn, 2002, S. 144).[5)]

2.2 Formen der Wissensrepräsentation bei Dissoziation und Verdrängung

Übertragen wir die Überlegungen aus dem Bereich der Gedächtnisforschung auf die Begriffe Dissoziation und Verdrängung, können mehrere Unterschiede herausgearbeitet werden: Bei dissoziativen Prozessen sind Erinnerungen nur auf einer bildhaften oder sensomotorischen Ebene möglich und in symbolischer Form dem Bewusstsein nicht zugänglich, da diese Form der *Erinnerungscodierung* aufgrund der starken Affekte nicht geleistet werden kann. Bei der Verdrängung sind Erinnerungen an traumatische Episoden in narrativer, symbolischer Form codiert und damit im expliziten Gedächtnis abgespeichert. Erst in einem zweiten Schritt werden diese Erinnerungen mittels des Abwehrmechanismus der Verdrängung vom Bewusstsein ferngehalten. Es handelt sich somit um unterschiedliche psychische Prozesse, die – bezogen auf den Verarbeitungsgrad – sehr unterschiedliche Stufen der Wissensrepräsentation verkörpern.

Erwähnenswert scheint auch, dass bei Dissoziation – im Gegensatz zur Verdrängung – diese nicht symbolische Form der Erinnerungsfähigkeit an einem bestimmten psychischen Zustand gebunden ist, der mit der Reaktivierung traumatischer Erfahrungen einhergeht. Dieses *Gebundensein an bestimmte Erlebniszustände* ist bei der Verdrängung nicht vorhanden. Hier bleibt die Kohäsion des Selbst erhalten. Die mit dem Ich nicht zu vereinbarenden Erinnerungen werden mit allen Sinnesmodalitäten wahrgenommen, können aber aufgrund intrapsychischer Konflikte nicht in die psychische Struktur integriert werden.

2.3 Selbstkohärenz und Selbstbezug: Bezug zum Begriff des Selbst und des Bewusstseins

Ein wesentlicher Unterschied zwischen dem ersten und zweiten Zyklus, der mit Hilfe der Begriffe Dissoziation und Verdrängung deutlich wird, ist somit die *fehlende Selbstkohärenz* bei der Dissoziation bzw. der *fehlende Selbstbezug*, der mit der Verdrängung einhergeht. Während bei der Verdrängung der fehlende Selbstbezug die Verarbeitung traumatischer Geschehnisse verhindert, ist es bei der Dissoziation der Verlust der Selbstkohärenz, der eine Integration in die psychische Struktur unmöglich macht. Um zu verstehen, welche Prozesse der eingeschränkten Selbstkohärenz bzw. dem mangelnden Selbstbezug zugrunde liegen, sollen die Begriffe Selbst und Bewusstsein kurz erläutert werden.

Die vielfältigen Aspekte des Selbst ermöglichen heute noch keine eindeutige Definition (Ludwig-Körner, 2002). Ich werde deshalb diejenigen Aspekte der Definition des Begriffs herausgreifen, die zum Verständnis der hier interessierenden Begriffe relevant sind.

Menschen erleben sich normalerweise als psychisch stabile Einheit, und sie verfügen über ein zentrales Selbstgefühl trotz ihrer Veränderlichkeit und Vielfältigkeit. „Selbstkohärenz und Selbstkontinuität erfährt der Mensch in sich; daher scheint das Selbst aus inneren Quellen zu strömen, andererseits aber ist es abhängig von den Bestätigungen anderer, die das Selbstgefühl unterstützen, aber auch stören können" (Ludwig-Körner, 2002, S. 645).

Während frühe psychoanalytische Arbeiten sich vor allem mit der Frage beschäftigten, wie das Selbst innerhalb der *Strukturtheorie* einzuordnen sei – ob es sich um eine übergeordnete Einheit oder um die Summe der Selbstrepräsentanzen handelt und es eine eigenständige Selbstentwicklung neben der Triebentwicklung gibt –, zentrieren sich aktuelle Arbeiten auf die Entwicklung des Selbstgefühls und seiner Regulation, dem Aufbau von inneren Arbeitsmodellen des Selbst (Selbst-Schemata) und dem Einfluss, den die Affekte und das eigene Handeln auf die Selbstentwicklung nehmen.

Für die Entwicklung des Selbst wird die Wechselwirkung von angeborenen Fähigkeiten (vgl. Hartmanns „undifferenzierte Matrix", 1939, und Jacobsons „psychophysiologisches Urselbst", 1964) in Interaktion mit der Umwelt hervorgehoben. Bereits Objektbeziehungstheoretiker wie Fairbairn (1946) schreiben dem „ursprünglich einheitlichen Ich" (Selbst) des Säuglings schon zu Lebensbeginn die Rolle des Handelnden zu.[6)] Diese ursprüngliche Ganzheit kann infolge von Frustrationen und Deprivationen aber zerreißen und *Abwehrmechanismen* – wie zum Beispiel die Spaltung – hervorrufen. Das Gefühl der Selbstkohärenz geht verloren.

Der Begriff des Selbstbezugs ist enger mit dem Begriff des *Bewusstseins* als mit Konzepten des Selbst verknüpft. Der Begriff des Bewusstseins als Gegenpol zum Begriff des Unbewussten ist Freuds genuine Entdeckung. Er unterscheidet das *dynamische Unbewusste*, von dem er das aktuell Bewusste wie das prinzipielle Bewusstseinsfähige des Vorgewussten abgrenzt (Freud, 1920, S.82). Bewusstsein definiert er als Ziel psychoanalytischer Therapie: die Verwandlung des dynamisch Unbewussten, das sich im regressiven Wiederholungsgeschehen gegen den Willen des Subjekts durchsetzt, in Bewusstsein. Die bekannte Aussage „Wo Es war, soll Ich werden", impliziert vor allem eine Verwandlung von Unbewusstem ins Bewusste, auch wenn das Ich nicht mit dem Bewusstsein zusammenfällt, sondern selber zumindest im deskriptiven Sinn unbewusst agiert.

Zusammenfassend kann festgehalten werden, dass sich der Begriff des Selbstbezugs auf die Verknüpfung mit dem dynamisch Unbewussten bzw. Vorbewussten bezieht. Nicht wahrgenommen werden eigene verpönte oder angstbesetzte Wünsche und die damit einhergehenden Phantasien. Fehlende Selbstkohärenz zeigt sich dagegen in einer gestörten Wahrnehmung des Selbst. Verloren gegangen ist der Zugang zu wichtigen Teilen des Selbsterlebens (der Begriff der *horizontalen Spaltung* beschreibt genau diesen Sachverhalt). Bei der fehlenden Selbstkohärenz geht es somit nicht um das Bewusstmachen unbewusster Wünsche, sondern um das sich Bewusstwerden abgespaltener Selbstanteile.

Die Frage, wie bei der Verarbeitung traumatischer Erfahrungen die Selbstkohärenz gestärkt bzw. ermöglicht wird und wie mit verdrängten Inhalten gearbeitet werden kann, möchte ich an dieser Stelle zurückstellen und in den anwendungsorientierten Kapiteln aufgreifen. Zurück kommen möchte ich jedoch auf die im ersten Kapitel gestellte Frage, welche Mechanismen den Intrusionen und Vermeidungsreaktionen zugrunde liegen.

2.4 Mechanismen, die der Akuten und Posttraumatischen Belastungsstörung sowie dissoziativen Störungen zugrunde liegen

Aufgrund der vorangegangenen Überlegungen kann die Frage, welche *Abwehrmechanismen* den Vermeidungssymptomen und Intrusionen zugrunde liegen, nun beantwortet werden.

Der für PTBS typischen Vermeidungssymptomatik liegen unterschiedliche Mechanismen zugrunde. Das Spektrum möglicher Vermeidungsreaktionen reicht vom *aktiven Meiden möglicher Auslöser*, die an die traumatische Situation erinnern könnten, bis hin zu *komplexen psychischen Prozessen*, die eine Erinnerung an traumatische Geschehnisse verhindern sollen.

Vermeidung kann also nicht auf einen psychischen Abwehrmechanismus reduziert werden, sondern muss eher als deskriptiver Begriff verstanden werden, der eine bestimmte Bewegung – psychisch oder physisch – beschreibt.

Intrusionen als Symptom der PTBS und dissoziativen Störungen liegen Spaltungsmechanismen und eine Wissensspeicherung in bildhafter oder sensomotorischer Form zugrunde. Erinnerung ist zwar vorhanden, unterliegt aber nicht der Kontrolle des Ichs. Erinnerung ist hier die Reaktivierung der traumatischen Situation, nicht aber der Ausdruck einer intakten Ich-Funktion, die explizites Wissen abrufen kann.

Bei der Dissoziativen Identitätsstörungen hat der Mechanismus der Spaltung zur Bildung von Teilpersönlichkeiten geführt, die der integrierenden Fähigkeit eines zentral organisierten Selbst entgegen stehen.

Bei Intrusionen als Symptom der PTBS bricht der traumatische Erlebniszustand zeitweise ins Bewusstsein und bestimmt das aktuelle Erleben der Betroffenen. Der Mechanismus der Ich-Spaltungen führt zwar zu unterschiedlichen Persönlichkeitszuständen, die jedoch nicht in dem Ausmaß unintegriert bleiben, wie es für die Entwicklung von Subpersönlichkeiten bei der Dissoziativen Idenitätsstörung zutrifft.

2.5 Zusammenfassung

Dissoziation kann als Prozess verstanden werden, der zu einer vorübergehenden oder bleibenden Diskontinuität der Psyche und ihrer Integrations- und Kohäsionsfähigkeit führt. Zentraler Abwehrmechanismus ist die Spaltung, das heißt, horizontale Kontrollparameter bestimmen das Abwehrgeschehen. Verdrängung entspricht dagegen einem vertikal geschichteten Modell der Abwehr und des Bewusstseins. Der Verlust des Selbstbezugs bedingt allerdings, dass das Trauma immer wieder reproduziert und auch bei verdrängten Erinnerungen eine bewusste Überarbeitung auf diese Weise verhindert wird.

Verdrängung und Dissoziation liegen unterschiedliche Formen der Wissensrepräsentation traumatischer Erfahrungen zugrunde. Während bei dissoziativen Prozessen Erinnerung nur in bildhafter oder sensomotorischer Form möglich ist, ist bei der Verdrängung die Erinnerungen an traumatische Episoden in narrativer, symbolischer Form codiert. Erst in einem zweiten Schritt werden diese Erinnerungen mittels des Abwehrmechanismus der Verdrängung vom Bewusstsein ferngehalten.

Im Gegensatz zur Verdrängung ist bei Dissoziation diese nicht symbolische Form der Erinnerungsfähigkeit an einen bestimmten psychischen Zustand gebunden, der mit der Reaktivierung traumatischer Erfahrungen einhergeht. Dieses Gebundensein an einen bestimmten Erlebniszustand führt bei der Dissoziation zum Verlust der Selbstkohärenz, während bei der Verdrängung der fehlende Selbstbezug die Erinnerung und Verarbeitung traumatischer Geschehnisse verhindert.

Die zu Beginn des Kapitels gestellte Frage, welcher Stellenwert den beiden Mechanismen – Dissoziation und Verdrängung – im Prozess der Traumaverarbeitung zukommt, blieb bisher unbeantwortet. Eine Klärung des aufgeworfenen Themenkomplexes ist meiner Meinung nach nur möglich, wenn der Prozess der Traumaverarbeitung über den zeitlichen Verlauf hinweg betrachtet wird, da – wie ich im Folgenden zu zeigen versuche – mit zunehmender psychischer Integration traumatischer Erfahrungen auch unterschiedliche Abwehrmechanismen gebraucht werden (Barwinski Fäh, 2005, 2008).

3 Schichten der Abwehr im Verarbeitungsprozess traumatischer Erfahrungen

Um die Frage zu diskutieren, welchen Stellenwert im Prozess der Traumaverarbeitung den unterschiedlichen Abwehrmechanismen bei der Entstehung von Gedächtnisstörungen nach traumatischen Ereignissen zukommt, beziehe ich mich auf ein Modell, das aufgrund der Ergebnisse einer eigenen Studie entwickelt wurde (Barwinski Fäh, 2005). Ich werde mich bei der Darstellung des Trauma-Integrationsprozesses auf diejenigen Aspekte des Modells beschränken, die für die vorliegende Fragestellung relevant sind.

In der eigenen Studie wurden drei Langzeittherapien von schwer bis mittelschwer traumatisierten Patienten auf traumarelevante Veränderungsschritte untersucht (Barwinski Fäh, 2005). Grundlage und Datenmaterial waren die Stundennotizen der behandelnden Analytiker bzw. Analytikerin von drei Langzeitbehandlungen psychotraumatisierter Patienten, die von den Analytikern während oder unmittelbar im Anschluss an die einzelnen Sitzungen angefertigt wurden. Die Therapien umfassten eine Behandlungsdauer von vier bis acht Jahren.

Gesamthaft betrachtet zeichnen sich in den untersuchten Therapieverläufen zwei Veränderungszyklen ab, die mit unterschiedlichen psychischen Prozessen einhergehen. Im ersten Zyklus geht es um die kognitive und emotionale Wahrnehmung der traumatischen Situation, um Prozesse der Bild- und Sprachfindung. Im zweiten Zyklus stehen die Erarbeitung der subjektiven Bedeutung traumatischer Situationen und die Lösung von Konflikten im Vordergrund, die mit diesen Erkenntnissen einhergehen.

3.1 Erster Zyklus

3.1.1 Abwehrformen und Motive der Abwehr im ersten Zyklus

Um das Behandlungsziel im ersten Zyklus der Traumabearbeitung verständlich zu machen, gehe ich vom psychoanalytischen *Wunsch-Abwehr-Modell* aus. Im Gegensatz zur neurotischen Konfliktverarbeitung, in der die Abwehr gegen Wünsche gerichtet ist, richtet sich die Abwehr bei traumatischen Erfahrungen zu Beginn des Verarbeitungsprozesses gegen die wahrgenommene bedrohliche Wirklichkeit, wie sie sich in der traumatischen Situation darstellt, und gegen die damit einhergehenden überwältigenden Affekte. Um nicht erneut von Affekten überflutet zu werden, wird die traumatische Erfahrung „psychisch" nicht zur Kenntnis genommen. Es findet eine spezifische Art der Wahrnehmungsabwehr statt, die im Extremfall zu einer vollkommenen Amnesie des traumatischen Geschehens führen kann.

Wenn ein bedeutungsschwerer Aspekt der Realität nicht zur Kenntnis genommen wird, können sich keine verinnerlichten Vorgänge zu dessen Bearbeitung anschließen. Dies wird erst möglich, wenn die traumatische Situation emotional und kognitiv wahrgenommen werden kann, das Traumatisierende in symbolischer Form repräsentiert und damit in Worten beschreibbar wird. Resultat der Abwehr ist in diesem ersten Behandlungszyklus somit die *schwache psychische Repräsentation der traumatischen Erfahrung* aufgrund eines komplexen psychophysiologischen Prozesses. Motiv der Abwehr ist der Schutz vor überwältigenden Affekten.

Erinnerungen zeigen sich in diesem ersten Verarbeitungsschritt in Form von *intrusiven Phänomenen* wie Flashbacks, mit dem Trauma verknüpften Gefühlen, Albträumen und Inszenierungen, das heißt, auf der Bild- und Handlungsebene werden Aspekte traumatischer Situationen wiederholt. Diese ersten Erinnerungen sind global und werden mit fortschreitender Integration der traumatisierenden Erfahrungen präziser und umfassender (Barwinski Fäh, 2005).

Intrusionen und Inszenierungen traumatischer Erfahrungen sind nicht nur in unmittelbarer zeitliche Nähe zum traumatischen Geschehnissen zu beobachten. Bei unverarbeiteten, psychisch nicht integrierten Traumata können noch Jahrzehnte nach deren Geschehen wieder Erinnerungsbilder der traumatischen Erfahrung auftauchen, wenn Trauma-Opfer unter *erhöhtem Stress* stehen – das heißt, Situationen erleben, die Regression fördern – oder durch sogenannte „trigger" (Eindrücke visueller, olfaktorischer oder auditiver Art) an traumatische Situationen erinnert werden. Auf welcher Ebene die Erinnerungen repräsentant sind, hängt somit vom Integrationsgrad der traumatischen Erfahrung und nicht vom zeitlichen Abstand zum traumatischen Ereignis ab.

3.1.2 Verdrängung und Dissoziation im ersten Zyklus

Wie prägen der Mechanismus der Verdrängung oder die Dissoziation die Verarbeitung traumatischer Ereignisse? Wie mit den Begriffserörterungen aufgezeigt ist Dissoziation eine spezifische Form des Bewusstseins, bei der Erinnerungen an traumatische Ereignisse nur in bestimmten Persönlichkeitszuständen möglich sind. Kennzeichnend ist, dass sie nicht explizit abgerufen werden kann (van der Hart & van der Horst, 1989) und Erinnerung nur auf einer *bildhaften oder sensomotorischen Ebene* möglich ist. Das Traumatisierende ist nicht in symbolischer Form repräsentiert und damit nicht in Worten beschreibbar.

Dissoziative Prozesse führen somit zu Erinnerungsformen, wie sie für den ersten Zyklus der Traumaverarbeitung typisch zu sein scheinen. Derartige Erinnerungen sind – wie beschrieben – bildhaft, auf einer sensomotorischen Ebene angesiedelt und fragmentiert. Diese nicht symbolische Form der Erinnerungsfähigkeit ist mit einem bestimmten psychischen Zustand verbunden, der mit der Reaktivierung traumatischer Erfahrungen einhergeht.

Verdrängung als vertikaler Abwehrprozess verhindert das Bewusstwerden der mit dem Trauma verbundenen Erinnerungen und Affekte. Die Erinnerungen an die traumatische Erfahrung werden durch die dem Ich zur Verfügung stehenden Abwehrmechanismen aus dem Bewusstsein ferngehalten. Die Erinnerung ist lediglich verdrängt, wurde aber kognitiv und emotional wahrgenommen, das heißt psychisch in symbolischer Form repräsentiert. Diese Form der Erinnerung scheint bei nicht integrierten traumatischen Erfahrungen zu Beginn des Verarbeitungsprozesses nicht möglich zu sein. Verdrängung ist ein Abwehrmodus, der erst greifen kann, wenn die Erinnerung an traumatische Situationen nicht mehr mit überwältigenden Affekten einhergeht. Dies ist – wie noch zu zeigen sein wird – im zweiten Zyklus der Traumaverarbeitung der Fall.

3.2 Zweiter Zyklus

3.2.1 Abwehrformen und Motive der Abwehr im zweiten Zyklus

Erst wenn die Erinnerung an traumatisierende Erfahrungen symbolisch repräsentiert ist und die Affekte an Heftigkeit verloren haben, tritt eine weitere Abwehrbewegung in den Vordergrund: die *Abwehr gegen die subjektive Bedeutung der traumatischen Situation*, die durch unterschiedliche Abwehrmechanismen wie Verdrängung, Umkehrung, Verschiebung, Identifikation u.a. aufrechterhalten wird. Die mit dem Ich nicht zu vereinbarenden Erinnerungen an traumatische Situationen sind zwar symbolisch repräsentiert, können aber aufgrund intrapsychischer Konflikte nicht wahrgenommen werden.[7)]

Durcharbeiten und „genügend gute" Lösungen innerer Konflikte dieser Art stehen im Mittelpunkt dieses zweiten Zyklus im Integrationsmodell der Traumabearbeitung. Bei Patienten mit diesen Abwehrmechanismen ist – davon kann ausgegangen werden – die traumatische Situation soweit seelisch repräsentiert, dass ein psychischer Verarbeitungsprozess begonnen hat, bei dem traumatische Erfahrungen über die Verknüpfung mit bereits bestehenden Konflikten und Phantasien in die psychische Struktur integriert werden.

Auf der *Handlungsebene* werden weniger Aspekte traumatischer Situationen wiederholt – wie dies für den ersten Zyklus der Taumabearbeitung typisch zu sein scheint –, als vielmehr intrapsychische Konflikte dargestellt, die aufgrund der Auflösung der Wahrnehmungsabwehr entstehen oder verschärft werden. Dem Bewusstsein nicht zugänglich können auch hier mit dem Trauma verbundene Erinnerungen und Affekte sein, jedoch nicht aufgrund der schwachen psychischen Repräsentation der traumatischen Erfahrung, wie dies beim ersten Zyklus der Traumaverarbeitung der Fall ist, sondern aufgrund unbewusster Konflikte. Die Abwehrleistung des Ichs verhindert das Bewusstwerden der mit dem Trauma verbundenen Erinnerungen und Affekte.

Der Verlust des Selbstbezugs führt dazu, dass die traumatische Erfahrung ständig wiederholt und dadurch eine bewusste Korrektur verhindert wird. Die mit der Integrität des Ichs unvereinbare Erinnerung an das Trauma, die bewusst nicht zugänglich ist, hat auch beim zweiten Zyklus die Tendenz, sich als nicht integrierte, sprachlich nicht mitteilbare Erfahrung zu reproduzieren.

Bei der Konfliktbearbeitung kann zwischen *zwei Formen von Konflikten* unterschieden werden: Konflikte, die durch die traumatische Situation entstanden sind, sowie vorbestehende Konflikte, die durch die traumatische Situation verschärft wurden. Diese Unterscheidung erscheint mir sinnvoll, da – wie später zu zeigen sein wird – entsprechend der Ätiologie der Konflikte unterschiedliche Abwehrmechanismen in den Verarbeitungsprozess involviert sind.

3.2.1.1 Durch die traumatische Situation entstandene Konflikte

Wie ein Konflikt im Verlauf der Bearbeitung traumatischer Erfahrungen entstehen kann, soll im folgenden am Beispiel des Umgangs mit *Verlustangst* illustriert werden. Verlustangst geht zu Beginn der Durcharbeitung schwach integrierter traumatischer Erfahrungen mit der Reaktivierung traumatischer Situationen einher. Sie ist in dieser Verarbeitungsphase ein in der traumatischen Situation erlebtes Gefühl. Im zweiten Behandlungszyklus hingegen ist Verlustangst nicht Ausdruck der Reaktivierung traumatischer Situationen, sondern das Resultat einer misslungenen Konfliktverarbeitung. Ich möchte diese Behauptung an einer Fallvignette verdeutlichen.

Frau M. – die Patientin, die ich im vorangehenden Kapitel bei der Erörterung der Begriffe Dissoziation und Verdrängung bereits erwähnt hatte – zeigte zu Beginn der Behandlung eine dissoziative Amnesie. Sie konnte sich an sexuelle Übergriffe ihres Großvaters nicht erinnern. Als sie sich im Verlauf der Behandlung an traumatische Erfahrungen bewusst zu erinnern begann, zeigte sich eine zweite Abwehrbewegung (die erste ist – wie ausgeführt – die Wahrnehmungsabwehr): Sie konnte nicht wirklich realisieren, dass sie der Großvater, den sie liebte, geschädigt und ihre Abhängigkeit ausgenutzt hatte. Wenn sie ihn als Täter erkennen konnte, wendete sie ihre Wut gegen die eigene Person. Sie fühlte sich einsam, wurde depressiv und war zeitweise suizidal. Sie hatte die Phantasie, die eigene Aggression könnte die innere Verbindung zum geliebten Großvater zerstören. In psychoanalytischen Termini ausgedrückt: Sie hatte Angst vor dem Verlust des „guten" inneren Objekts.

Das bewusste Realisieren, dass der Großvater ein Täter war, wurde erst möglich, als sie die Polarisierung in „nur gut" und „nur böse" auflösen konnte. Sie konnte zum Beispiel Wut auf den Großvater empfinden, spürte aber auch, dass sie ihn als Kind sehr geliebt hatte. Durch diese Einsicht konnte sie Aggressionen gegen ihm empfinden, ohne damit in Gefühle tiefer Verlassenheit zu geraten.

Pathologische Ausgangslage ist bei Beziehungstraumata in dieser Behandlungsphase somit die Unfähigkeit, aufgrund der Angst vor dem Verlust des „guten, inneren Objekts" den Täter als Täter zu erkennen. Behandlungsziel ist dementsprechend, die Verlustangst zu mildern. Erreicht wird dieses Behandlungsziel durch die *Deutung der Aggressionskonflikte*, die der Verlustangst zugrunde liegen.

3.2.1.2 Durch die traumatische Situation verschärfte Konflikte

Ungelöste, durch die Verknüpfung mit traumatischen Ereignissen verschärfte, Entwicklungskonflikte müssen zu einer Lösung geführt werden, um deren Einfluss auf die aktuelle Lebensgestaltung zu verringern. Als Beispiel möchte ich wiederum Frau M. anführen.

Entsprechend der Konflikte, die im Behandlungsverlauf dominierten, wechselten die Begründungen, wie Frau M. den Missbrauch erklärte. Als sie sich mit ihren Wünschen nach Nähe auseinander setzte, erklärte sie den Missbrauch durch den Großvater wie folgt: Sie selbst habe die Übergriffe provoziert, weil sie dem Großvater nahe sein wollte. Weil sie die Nähe zu ihm gesucht habe, seien all diese schlimmen Ereignisse passiert.

Als sie sich mit ihrer Sexualität auseinander zu setzen begann, waren aus ihrer Sicht ihre Blicke der Grund, warum sie der Großvater sexuell missbraucht hatte. Sie sagte: „Ich habe mit meinen Blicken die sexuellen Übergriffe provoziert."

Bleiben diese Begründungen unbewusst, können sie das Leben von Betroffenen wesentlich prägen. Frau M. zum Beispiel hatte menschliche Nähe durch Drogen ersetzt. Sie hatte sich bei mir in der Praxis aufgrund von Alkoholproblemen und Panikattacken gemeldet. Unbewusst hatte sie jegliche näheren zwischenmenschlichen Kontakte gemieden, um nicht erneut missbraucht zu werden.

3.2.2 Verdrängung und Dissoziation im zweiten Zyklus

Die Frage, welcher Abwehrmodus im zweiten Zyklus der Traumaverarbeitung dominiert, kann aufgrund der vorangehenden Überlegungen so beantwortet werden: Im zweiten Zyklus geht die Symbolisierung der traumatischen Erfahrung aufgrund unbewusster Konflikte verloren. Unbewusste Konflikte können nur entstehen, wenn die Wahrnehmung der traumatischen Geschehnisse in symbolischer Form möglich ist, aber aufgrund schmerzlicher Affekte nicht ins Bewusstsein drängen darf.

Diesem Phänomen liegt definitionsgemäß der Abwehrmechanismus „Verdrängung" zugrunde. Da der Selbstbezug nicht erhalten bleibt (Verdrängung als vertikaler Abwehrprozess verhindert ja das Bewusstwerden der mit dem Trauma verbundenen Erinnerungen und Affekte), werden die mit traumatischen Erfahrungen einhergehenden Konflikte immer wieder reproduziert. Eine bewusste Überarbeitung wird auf diese Weise verhindert.

Im zweiten Zyklus dominiert somit die Verdrängung (neben anderen Mechanismen wie Umkehrung, Verschiebung oder die Identifikation mit dem Aggressor), da die traumatische Erfahrung bereits symbolisiert werden konnte.

3.3 Unterschiede in den Inszenierungen im ersten und im zweiten Zyklus

Aus psychotherapeutischer Sicht interessiert vor allem der Unterschied zwischen den Inszenierungen des ersten und des zweiten Verarbeitungszyklus. Zu Beginn des Traum-Integrationsprozesses muss die Erinnerung an traumatische Erfahrungen *in symbolischer Form* ermöglicht werden. Hier sind – wie gezeigt – dissoziative Prozesse zentral. Erinnerung ist nur auf einer bild- oder sensomotorischen Ebene möglich und aufgrund der fehlenden Selbstkohärenz nicht abrufbar. Inszenierungen sind Wiederholungen der traumatischen Erfahrung.

Im zweiten Zyklus ist – wie ausgeführt – die Verdrängung zum vorherrschenden Abwehrmechanismus geworden. In den Inszenierungen der Betroffenen dominiert dementsprechend die Darstellung unbewusster Konflikte, die aufgrund des fehlenden Selbstbezugs nicht aufgelöst werden können. Zur Illustration soll folgendes Beispiel dienen:

Frau F. war vor dem Haus ihrer Mutter überfallen worden. Vor dem Überfall sei es ihr sehr gut gegangen. Sie hatte im Studium Erfolg, wirkte bei einer Theatergruppe mit und fühlte sich im Kreis ihrer Mitstudenten und -studentinnen sehr anerkannt. Seit dem Überfall sei jedoch ihr Selbstvertrauen verschwunden. Vor allem im Studium spüre sie die Folgen ihrer Selbstzweifel: „Ich glaube, ich bin dumm geworden", bemerkte sie zu ihren Lernstörungen. Sie könne nicht mehr denken und habe Angst, sich in irgendeiner Form zu exponieren, wie zum Beispiel sich aktiv an Diskussionen zu beteiligen oder ein Referat zu halten. „Das war vor dem Überfall nicht so", stellte sie bitter fest. Von ihrer Kindheit berichtete sie, dass ihr Vater nicht ertrug, wenn sie ihm überlegen war. Er habe sie ständig „klein gemacht". Er war gegen ihr Studium, da sie doch sowieso heiraten würde.

Frau F. hatte die Phantasie entwickelt, sie wäre überfallen worden, weil sie zu selbstbewusst war. Ein ungelöster infantiler Konflikt war zur Erklärung der Traumatisierung reaktiviert worden: „Groß sein bedeutet, eins auf den Kopf zu bekommen", wie sie es ausdrückte. Dementsprechend vermied sie in der Folge jede Tätigkeit, die sie als kluge, selbstbewusste Frau zu erkennen gab, wie zum Beispiel einen Vortrag zu halten oder sich in Diskussionen mit ihrer Meinung einzubringen.

Ihre *Exhibitionshemmung* war keine Wiederholung der traumatischen Situation, sondern Resultat eines inneren Konflikts. Sich zu zeigen war mit starker Angst verbunden und wurde mit dem Gegenteil „nicht in Erscheinung treten" abgewehrt.

3.4 Zusammenfassung

Eine traumaspezifische Dynamik unterscheidet sich von einer Konfliktdynamik dadurch, dass der Konfliktverarbeitung die Repräsentation des traumatischen Geschehens vorangehen muss. Bei der Traumaverarbeitung muss folglich zwischen zwei Phasen differenziert werden, die sich durch unterschiedliche Dynamiken auszeichnen.

Kennzeichnend für die erste Phase der Traumverarbeitung ist, dass die traumatische Erfahrung emotional und/oder kognitiv nicht wahrgenommen werden kann. Bei nicht integrierten traumatischen Erfahrungen dominiert zu Beginn des Verarbeitungsprozesses die Ich-Spaltung. Dieser Mechanismus macht es möglich, dass ein Teil der Persönlichkeit weiter funktionsfähig bleibt. Er hat aber den Nachteil, dass keine weitere psychische Bearbeitung der als traumatisierend erlebten Realität erfolgt. Dadurch besitzt die traumatische Situation permanente, aber nicht symbolisch repräsentierte und somit nicht handhabbare Aktualität. Zu Beginn des Trauma-Integrationsprozesses geht es somit nicht darum – wie im psychoanalytischen Wunsch-Abwehr-Modell postuliert –, Unbewusstes bewusst zu machen, sondern um wesentlich elementarere Prozesse. Es geht nicht um die Verdrängung von Erkenntnissen, sondern um die erkennende Sprachfindung – um Prozesse der Semiotik, der Bild- und Sprachfindung.

Erst wenn die traumatische Erfahrung psychisch repräsentiert ist, beginnt eine andere Dynamik den Behandlungsprozess zu bestimmen. Im zweiten Zyklus der Traumaverarbeitung stehen die Erarbeitung der subjektiven Bedeutung traumatischer Situationen und die Lösung von Konflikten im Vordergrund, die mit diesen Erkenntnissen einhergehen. Anders als im ersten Zyklus, in dem dissoziative Mechanismen den Umgang mit traumatischen Erfahrungen prägen, dominieren im zweiten Zyklus vertikale Kontrollparameter wie beispielsweise Verdrängung oder Umkehrung. Die symbolische Repräsentation der traumatischen Erfahrung ist möglich geworden, führt aber je nach emotionaler Bedeutung zu unterschiedlichen Konflikten, für die im Verarbeitungsprozess Lösungen gefunden werden müssen.

4 Kognitionspsychologische Konzepte

In den vorangehenden Kapiteln wurde bereits mehrfach auf kognitionspsychologische Konzepte verwiesen. Diese wurden jedoch nur so weit ausgeführt, wie es für Begriffsdefinitionen notwendig war.

Im folgenden Kapitel wird vertieft in Modelle der Gedächtnisforschung eingeführt, um aus gedächtnispsychologischer Sicht unterschiedliche Formen der Erinnerung an traumatische Erfahrungen zu verstehen.

Zuerst werden Gedächtnisarten vorgestellt, und anschließend wird diskutiert, in welchem Gedächtnis traumatische Erfahrungen gespeichert werden. Danach gehe ich darauf ein, wie Prozesse der Wahrnehmung, der Gedächtnisspeicherung und der Erinnerung üblicherweise ablaufen, und zeige auf, wie sie aufgrund traumatischer Erfahrungen verändert werden.

4.1 Gedächtnis

Unter Gedächtnis subsumiert man in der Psychoanalyse vornehmlich episodische und autobiographische Erinnerungen. Wesentlich dabei ist, ob Gedächtnisinhalte bewusst oder unbewusst waren sowie ob und inwieweit solche Inhalte durch Abwehrmanöver verzerrt oder unkenntlich gemacht wurden. In der Gedächtnisforschung versteht man hingegen unter Gedächtnis alles, was den Einfluss vorangegangener Erfahrungen widerspiegelt (Nadel, 1990, S. 570). Eine solche Definition beinhaltet auch die präverbalen, prärepräsentativen, präsymbolischen, ja selbst pränatalen Erfahrungen, die neuerdings zunehmend Gegenstand psychotherapeutischer Betrachtung werden.

Im folgenden Abschnitt werden verschiedene Gedächtnisarten beschrieben, die in der Gedächtnisforschung unterschieden werden: implizites und explizites Gedächtnis; semantisches und episodisches Gedächtnis und autobiographisches Gedächtnis. Bei dem Versuch, verschiedene Gedächtnisarten zu unterscheiden, gerät man unweigerlich in ein Dickicht von Definitionen, die Teilaspekte beschreiben. Da man sich

Gedächtnis nicht als statische Einheit, sondern als einen höchst komplexen dynamischen Vorgang vorstellen muss, sind Unschärfen und Überschneidungen der verschiedenen Definitionen unvermeidlich. Trotzdem erweisen sie sich als hilfreich und lassen die Komplexität von verschiedenen Formen der Erinnerung besser erfassen.

4.1.1 Gedächtnisarten in der Kognitionspsychologie

4.1.1.1 Implizit-prozedurales Gedächtnis

Das prozedurale oder implizites Gedächtnis ist im Gegensatz zum expliziten Gedächtnis unbewusst. Es impliziert ein frühes, dem Kind nicht bewusstes, somatopsychisches, sensorisches und emotionales Einprägen. So werden zum Beispiel Worte, die die Mutter spricht, in einer „Wort-Form-Repräsentanz" (Schacter, 1987) gespeichert, aufgrund deren sie wiedererkannt werden können. Sie sind jedoch nicht mit einer Bedeutung verknüpft, wie das nach dem Spracherwerb der Fall ist.

Zu den Inhalten des impliziten Gedächtnisses gehören nicht nur Sinneswahrnehmungen, sondern ebenfalls Bewegungs- und Verhaltensmuster zusammen mit den gleichzeitig erlebten Emotionen. Auch im späteren Leben gehen einmal erlernte Fähigkeiten, sobald sie automatisiert sind, wie Radfahren oder Klavierspielen, ins implizit-prozedurale Gedächtnis ein.

4.1.1.2 Explizit-deklaratives Gedächtnis

Das explizit-deklarative System beginnt aus heutiger Kenntnis bereits mit zwei bis drei Lebensmonaten zu funktionieren (Nelson, 1997). Es ist in seiner höchstentwickelten Form in narrativem, autobiographischem, verbalem Zurückerinnern von spezifischen Episoden vergangener Erlebnisse abrufbar – selbst in Abwesenheit von Hinweisen aus dem äußeren Kontext. Das explizite Gedächtnis verarbeitet semantische Informationen, es ist bewusst, unterliegt *expliziter* Kontrolle und kann nach dem Spracherwerb in Worten mitgeteilt werden. Es ist in diesem Sinne *deklarativ* (Köhler, 1998).

Das explizite oder deklarative Gedächtnis erfordert im Gegensatz zum impliziten Gedächtnis, wie Mertens (1998, S. 83) ausführt, „dass wir unsere Aufmerksamkeit bewusst auf einen Sachverhalt lenken, um entsprechende Informationen aufnehmen und verarbeiten zu können. Es macht des weiteren erforderlich, dass wir uns geeignete Lernstrategien überlegen, wie wir uns das kurzzeitig Behaltene längerfristig merken können. Und das Sich-Erinnern erfordert schließlich die bewusste und konzentrierte Vergegenwärtigung bestimmter Hinweise, die uns den Weg zu den im Langzeitgedächtnis aufbewahrten Wissensbeständen weisen."

Beide Gedächtnisarten – implizit-prozedural und explizit-deklarativ – entwickeln sich nebeneinander, auch wenn zunächst die implizit-prozeduralen bzw. sensomotorisch gespeicherten Abläufe überwiegen. Die präsemantische Strukturwahrnehmung scheint offenbar Grundlage bzw. Voraussetzung für die im deklarativen Gedächtnis verarbeitete Bedeutungsinformation zu sein (Köhler, 1998).

4.1.1.3 Semantisches und episodisches Gedächtnis

Das deklarative Gedächtnis wird ferner unterteilt in ein semantisches und episodisches Gedächtnis. Der Gedächtnispsychologe Tulving (1972), auf den diese Unterscheidung zurückgeht, beabsichtigte damit, das semantische Gedächtnis auf sprachliches und insbesondere terminologisches Wissen einzugrenzen, während das episodische Gedächtnis auf Wissen über Episoden sowie über nach Ort und Zeit lokalisierbare Ereignisse konzentriert ist.

Die Organisation des episodischen Gedächtnisses ist zeitlich, am Erleben orientiert. Episodisch gespeicherte Informationen werden durch Fragen nach Zeit und Ort, semantisch gespeicherte Inhalte durch die Frage „Was" abgerufen. Das Ergebnis ist in einem Fall Erinnerung, im anderen Fall Wissen. Dieses Wissen kann so unterschiedliche Bereiche wie Straßenverkehrsregeln, Begrüßungsformen oder chemische Verbindungen betreffen. Semantisch gespeicherte Inhalte sind begrifflich und kategorial organisiert.

Der Verlust des episodischen Gedächtnisses führt zu *Amnesie*, der Verlust des semantischen Gedächtnisses zu *Aphasie* und *Agnosie*. Geht zum Beispiel bei einem Fugue-Zustand das episodische Gedächtnis und damit etwa auch die Orientierung in einer Stadt verloren, bleibt das semantische Gedächtnis mit seinem Wissen um die Verkehrsregeln intakt – dass man zum Beispiel bei roter Ampel nicht über die Straße gehen darf.

Wie Noy (1979) zur Unterteilung in ein semantisches und ein episodisches Gedächtnis hervorhebt, wird jede Information zweimal im Gedächtnis kodiert: zum einen als selbstbezogene Erfahrung, zum anderen als objektives Wissen. Zwischen beiden Kodierformen gibt es normalerweise beliebig viele Überbrückungen, die die menschliche Ausdrucks- und Denkfähigkeit erhöhen.

Die auf Freud zurückgehende Unterscheidung von primär- und sekundärprozesshaften Funktionsmodi erfasst diesen Sachverhalt. Auch gelernte Regeln oder konzeptuelle Wissensbestände haben einen selbstbezogenen Inhalt. Vor allem das autobiographische Gedächtnis besteht per se in einem größeren Umfang aus primärprozesshafter Kategorisierung, wenngleich für die vielen nicht episodischen Bestandteile innerhalb einer Episode die sekundärhafte Kodierung überwiegt.

4.1.1.4 Autobiographisches Gedächtnis

„Das autobiographische Gedächtnis enthält Erinnerungen, die in enger Beziehung zum Selbst stehen. Es stellt die höchstentwickelte Stufe der Gedächtnisorganisation dar. Sie ist erreicht, wenn man sich an vergangene Ereignisse als Teil der eigenen Vergangenheit erinnern, wenn man sie als selbst erlebt repräsentieren kann. Das setzt weitere kognitive Entwicklungen voraus: Das narrative Format der Erinnerung muss zur Verfügung stehen.[8)] Die Enkodierung muss die subjektive Zeit, zu der das Ereignis stattfand, beinhalten. Vor allem aber muss ein kognitives Selbstkonzept vorhanden sein. Das autobiographische Gedächtnis beginnt im Alter von etwa vier Jahren, wenn andererseits die infantile Amnesie endet“ (Köhler, 1998, S. 148).

Moser (2001) weist darauf hin, dass es zwei Arten des autobiographischen Gedächtnisses gibt: erstens eine Art Überlagerungsbiographie, die einer Art Seriation von unveränderbaren Erlebniswelten als Lebensgeschichte gleicht; zweitens eine verinnerlichte Zeitreise mit „innerer Dauer“ und Kontinuität, deren erinnerte Situationen dauerhaft mit späteren Situationen und auch mit der Gegenwart vernetzt sind. Die Unterscheidung zwischen diesen beiden Formen der Autobiographie geht auf Piaget (1959) zurück. Er differenziert beim Kind zwischen zwei temporalen Systemen. Zunächst erkennt das Kind eine Sukzession von Situationen im Sinne einer Seriation vorher und nachher. Erst im zweiten temporalen System erscheint zusätzlich die Dauer als Zeiterleben. Dann wird die Zeit konkret antizipiert.

Ich erwähne diese auf Piaget zurückgehende Unterteilung des autobiographischen Gedächtnisses, da sie – wie im Folgenden zu zeigen sein wird – für die Speicherung traumatischer Geschehnisse von Bedeutung ist.

4.1.2 In welchem Gedächtnis werden traumatische Erfahrungen gespeichert?

Nicht integrierte, traumatische Erinnerungen werden von den meisten Traumaforschern (Tobias, Kihlstrom & Schacter, 1992; van der Kolk, 1994) dem impliziten Gedächtnis zugeordnet. Diese Annahme kann aber nur bedingte Gültigkeit beanspruchen, wie im Folgenden ausgeführt wird.

Um die Frage differenziert zu beantworten, in welchem Gedächtnis traumatische Erfahrungen gespeichert werden, erscheint es sinnvoll, zwischen Auslösern und Struktur der Erinnerung zu unterscheiden. Trigger lösen über Konditionierungsprozesse die heftigen Affektzustände und ersten Reaktionstendenzen aus, wie sie sich bei der Reaktivierung traumatischer Situationen zeigen – zum Beispiel Panik und Erstarren oder überwältigende Angst und Dissoziation. Diese konditionierten Handlungen werden vermutlich im impliziten Gedächtnis gespeichert.

Die Frage nach der Struktur der Erinnerung, das heißt nach der Art der Speicherung der Information, wird mit dem Verweis auf Konditionierungsprozesse nicht beantwortet. Wären traumatische Erlebnisse lediglich als Reaktionsmuster im impliziten Gedächtnis gespeichert, würde nicht verständlich, wie diese Erfahrungen das gesamte Lebenskonzept eines Menschen prägen können. Die komplexe Phantasietätigkeit und damit einhergehenden Problemlösungsversuche, wie sie zum Beispiel im traumakompensatorischen Schema (Fischer & Riedesser, 1998) beschrieben werden, lassen sich nicht auf Konditionierungsprozesse reduzieren.

Die Verwechslung von bedrohlicher Vergangenheit und Gegenwart, die mit der Reaktivierung traumatischer Erfahrungen einhergeht, gibt einen Hinweis, wo – in welchem Gedächtnis – traumatische Geschehnisse gespeichert werden. Die Unfähigkeit, das Erleben zeitlich zu situieren, kennzeichnet aus entwicklungspsychologischer Sicht eine frühe Form des episodischen bzw. autobiographischen Gedächtnisses.

Wie im vorangehenden Abschnitt ausgeführt, zeichnet sich das autobiographische Gedächtnis dadurch aus, dass erst nach einer Art *Überlagerungsbiographie*, in der die zeitliche Dimension ausgeklammert bleibt, Kontinuität erlebt werden kann – und zwar in dem Sinne, dass erinnerte Situationen dauerhaft mit späteren Situationen und auch mit der Gegenwart vernetzt werden. Der fehlende Zeitbezug bei der Reaktivierung traumatischer Geschehnisse legt die Vermutung nahe, dass traumatische Erfahrungen in Form einer Überlagerungsbiographie im episodischen Gedächtnis gespeichert werden. Es gibt – was für die früheste Stufe des Zeiterlebens beim Kinde typisch ist – noch keine Dauer.

Bei der Reaktivierung und Bearbeitung traumatischer Erfahrungen sind somit zwei Formen der Speicherung beteiligt:

1. körperliche Sensationen, Affektzustände und erste Reaktionstendenzen, die durch bestimmte, mit traumatischen Ereignissen verbundene Triggersituationen ausgelöst werden und im impliziten Gedächtnis gespeichert sind;
2. im episodischen und autobiographischen Gedächtnis gespeicherte Erinnerungen in Form von Bildern und den dazu gehörigen Affekten, die weitgehend abgekapselt von anderen Gedächtnisinhalten und zeitlich nicht verankert wiederbelebt werden.

Bei der Verarbeitung traumatischer Geschehnisse interessiert nicht nur, wo – in welchem Gedächtnis – Erfahrungen gespeichert werden, sondern auch wie was genau gespeichert wird, und wie diese Information abgerufen werden kann.

Im Folgenden sollen diese Fragen im Rahmen einer breiteren Betrachtung diskutiert und alle Prozesse berücksichtigt werden, die bei der Codierung und Abrufung von Erinnerungen beteiligt sind.

4.2 Wahrnehmung, Gedächtnisspeicherung und Erinnerung

Bei der Ausbildung von Gedächtnisrepräsentanzen wird zwischen drei Prozessen unterschieden: Enkodierung und Abspeicherung ins Langzeitgedächtnis sowie Abruf einmal gespeicherter Gedächtnisinhalte. Alle genannten Prozesse können durch traumatische Ereignisse und deren Folgen nachhaltig beeinflusst werden (Bremner, Krystal, Southwick & Charney, 1995). Im Folgenden werden die normalerweise dabei ablaufenden Mechanismen aufgezeigt, um traumabedingte Abweichungen bzw. Störungen zu verdeutlichen.

4.2.1 Zur Wahrnehmung

4.2.1.1 Abbildtheorie oder konstruktivistische Tätigkeit

Bevor eine Gegebenheit zum Inhalt des Gedächtnisses werden kann, muss sie überhaupt erst einmal wahrgenommen (sensorisches Gedächtnis) und für kurze Zeit behalten werden (Arbeits-, Kurzzeitgedächtnis). Erst dann kann sie unter Umständen Eingang ins Langzeitgedächtnis finden oder wieder vergessen werden.

Viele Jahre wurde in der Psychoanalyse wie auch in der Gedächtnispsychologie die *Speichermetapher* benutzt. In dieser auf John Locke (1632-1704) zurückgehenden *Kopie- oder Abbildtheorie* stellt das menschliche Gedächtnis ein System dar, das Informationen speichert und im Vorgang der Erinnerung wieder abruft. Die Vorstellungen über die äußere Welt sind nach dieser Theorie deren unverzerrte Abbilder. Diese Kopien der wirklichen Welt werden im seelischen Binnenraum aufbewahrt und bei Bedarf wieder hervorgeholt. Auch wenn sie mit der Zeit verblassen, bewahren sie im Kern dennoch die objektive, wirklichkeitsgetreue Realität als Abbild in Form der erinnerbaren Vorstellung auf. Eine Verzerrung der ursprünglich objektiven Wahrnehmungsinhalte findet erst nach der Wahrnehmung statt, wenn aufgrund von Abwehrvorgängen gewisse Realitätsaspekte nicht nur Kenntnis genommen werden dürfen.

Bereits in den vierziger Jahren wurde diese Auffassung von Erinnerungen als originalgetreue Spuren des Erlebens innerhalb der psychoanalytischen Bewegung mehr und mehr in Richtung auf eine *konstruktivistische Sichtweise* des Gedächtnisses transformiert (Rapaport, 1944; Kris, 1956). In der akademischen Gedächtnispsychologie war es Bartlett (1932), der inmitten der damals geläufigen Spurentheorie die revolutionäre Ansicht vertrat, das Gedächtnis habe immer eine organisierende und integrative Funktion und das Erinnern sei nicht nur Reproduktion, sondern auch Konstruktion.

Heute ist unbestritten: Bereits die Wahrnehmung selegiert, verarbeitet also nur einen Teil der Stimuli und lässt nur einen geringen Teil der verarbeiteten Information überhaupt bewusst werden. Weiterhin ist man sich darüber einig, dass die Wahrnehmungsinhalte kategorial überformt werden – im Sinne einer Interaktion von aktuellen Stimulusinformationen und dauerhaft gespeicherten Wissensbeständen der wahrnehmenden Person. Jede Wahrnehmung ist demzufolge ein kreativer Vorgang und kein bloß passives Empfangen.

4.2.1.2 Zur Wahrnehmung in der traumatischen Situation

Die Untersuchungsergebnisse von Stern (1985) geben Hinweise, dass die Kopietheorie bei einigen Formen der Erinnerung an traumatische Erfahrungen auch heute noch relevant ist. Demnach können bestimmte, extreme Ereignisse bei der Bildung zu einem Prototyp ausgeschlossen werden und eine eigene Kategorie schaffen. Eine „generalisierte Interaktionsrepräsentanz", die Stern als RIG (representation of interaction generalized) bezeichnet, ist eine Abstraktion, die aus mehreren Episoden gebildet wird. Sie enthält gleichartige Faktoren wie Affekt, Kontext, Erregung, Wahrnehmung, Vitalitätsaffekt, Sensation und motorisches Verhalten. Das Konzept der RIG beschreibt, wie ein spezifisches Ereignis zu einer spezifischen Erinnerung wird.

Wie Mertens (1998) richtig feststellt, wäre aber in diesem Fall die in ihrer Autonomie gestörte Erinnerung pathologisch, die durch dissoziierte Gedächtnisinhalte in ihrer Fähigkeit zu einer *synthetisierenden Narration* beeinträchtigt worden ist – nicht die Wahrnehmung des erschütternden Ereignisses. Vor allem aufgrund von Untersuchungsergebnissen zur Erinnerung an traumatische Geschehnisse wird heute davon ausgegangen, dass die Abbildtheorie nicht vollumfänglich zurückgewiesen werden kann: „Die Auffassung, dass das Gedächtnis beliebig formbar, suggestibel und in einem steten Umwandlungsprozess begriffen ist und dass aus diesem Grund die These von der Reproduzierbarkeit unauslöschlicher Erinnerungen in Form von Gedächtnisspuren unhaltbar geworden sei, übersieht die Mehrdimensionalität des Erinnerns, die unterschiedlichen Kodierformate und die Tatsache der Dissoziation traumatischer Erinnerungen." (Mertens, 1998, S. 120-121). Bei dissoziierten Gedächtnisinhalten scheint zuzutreffen, dass die Erinnerung eine relativ unveränderte Form des Abbilds der traumatischen Situation ist (Fischer & Riedesser, 1998).

Diese Untersuchungsergebnisse zur Erinnerung an traumatische Erfahrungen lassen die Vermutung zu, dass die Wahrnehmung in der traumatischen Situation nicht die Aufgaben erfüllen kann, die sie üblicherweise erbringt: Informationen, die die traumatische Situation kennzeichnen, werden nicht selegiert, das heißt, es wird nicht nur ein Teil der Stimuli verarbeitet. In der traumatischen Situation verliert die Wahrnehmung ihre Flexibilität. Unter Extremstress verengt sich das Wahrnehmungsfeld und wird auf wenige zentrale Aspekte mit besonderer Gefahrenrelevanz fokussiert. Periphere Kontextaspekte werden hingegen ausgeklammert.

4.2.2 Zur Gedächtnisspeicherung

4.2.2.1 Repräsentanzenbildung als Teil der Enkodierung

Die Enkodierung setzt voraus, dass ein Erfahrungsanteil zunächst im Kurzzeitgedächtnis, dann im Langzeitgedächtnis aufbewahrt werden kann. In welcher Form aber werden die sensorischen Inputs gespeichert?

In der Psychoanalyse wird hier vom Konzept der *Vorstellungsrepräsentanzen* ausgegangen: Aus Wahrnehmungen werden Vorstellungen, die das Erfahrene auch in Abwesenheit der spezifischen sensorischen Stimuli repräsentieren.

Im Zuge der Erweiterung der zunächst individualpsychologisch gedachten Repräsentanzenbildung kam es insbesondere durch den Einfluss der *Objektbeziehungstheorie* zu einer interaktionell konzeptualisierten Repräsentanz. Sie besteht aus einer *Selbst- und einer Objektrepräsentanz.* Aber im Unterschied zu kommunikations- und interaktionstheoretischen Modellen impliziert dieses Beziehungsgeschehen aus psychoanalytischer Sicht Triebimpulse, Wünsche und Emotionen. Zudem werden bestimmte Abstufungen der Fähigkeit berücksichtigt, inwieweit das Selbst andere Menschen als Personen eigenen Rechts anerkennen kann (vgl. hierzu die Forschung über die Entstehung einer „Theorie des Geistes").

Entwicklungspsychologisch existieren verschiedene Theorieansätze und Bezeichnungen, um die Abfolge der Interaktionsrepräsentanzen zu erfassen. Wie bereits erwähnt, führte Stern (1985) die Bezeichnung der „generalisierten Interaktionsrepräsentanzen" (RIG) ein und postulierte ein Bewusstsein über die Regelhaftigkeit von Episoden, das sich bereits im ersten Lebensjahr des Kindes ausbildet.[9)] Vor Beginn der Sprachentwicklung wurden die verhaltensmäßigen Interaktionen von Piaget als sensomotische Enkodierungen, von Fast (1985) in Anlehnung an Piaget (1952) als „Ereignis-Schemata" und von Lorenzer (1973) als „bestimmte Interaktionsformen" bezeichnet. Diese werden nach Lorenzer mit der beginnenden Fähigkeit zur sprachlichen Symbolisierung im zweiten Lebensjahr mit sprachlichen Symbolen verbunden.

4.2.2.2 Kognitiv-emotionale Schemata als Repräsentationsform traumatischer Erfahrungen

In der kognitionspsychologischen Gedächtnisforschung lassen sich die genannten Interaktionsrepräsentanzen am ehesten mit dem Konzept der *kognitiv-emotionalen Schemata* in Beziehung setzen. Nach Sandler und Rosenblatt (1984) kann eine Repräsentanz so aufgefasst werden, dass sie eine mehr oder weniger dauernde Existenz als Organisation oder Schema besitzt, die aus einer Vielzahl von Eindrücken aufgebaut wird. Schemata werden als organisierte Strukturen aufgefasst, die Wissen und Erwartungen im Hinblick auf bestimmte Ausschnitte der Umgebung beinhalten (Bartlett, 1932, zit. in Baddeley, 1997). Sie regeln den Erwerb und das Wiedererinnern von Wissen und Erfahrungen auf allen Abstraktionsstufen. Während der Schemabegriff ursprünglich auf kognitive Inhalte ausgerichtet war, wurde er u.a. von Horowitz und Reidbord (1992) auch auf emotionale Aspekte in bezug auf das Selbst und den Anderen sowie erwartbare Muster sozialer Interaktionen ausgeweitet („intrinsic organizers of mental states"). Die Anwendung von (im Gedächtnis gespeicherten) kognitiv-emotionalen Schemata wird nicht nur als wesentlich für die Organisation von Erfahrungen angesehen, sondern ihnen kommt auch die Funktion zu, diesen Erfahrungen Bedeutung zu verleihen.

Fischer und Riedesser (1998) erarbeiteten eine Ausdifferenzierung des Schemakonzepts, um die zentralen Organisationsmomente psychotraumatischer Erfahrungen abbilden zu können. Aspekte der gegenständlichen Welt werden als Gegenstandsschemata (oder auch Sachschemata) gespeichert, während Anteile des Selbst und Anderer in personalen bzw. Beziehungsschemata abgebildet werden, wobei Sach- und Beziehungsschemata in den meisten sozialen Interaktionssituationen miteinander koordiniert werden.

Die traumatische Situationserfahrung wird von den Autoren als Traumaschema im Gedächtnis gespeichert: „Beim Traumaschema handelt es sich um das ‚unterbrochene' Wahrnehmungs-/Handlungsschema, das der ursprünglichen Bemühung entspricht, sich gegen die bedrohlichen Situationsfaktoren zur Wehr zu setzen: durch Kampf oder Flucht, einem kurzfristigen Wechsel beider Tendenzen oder aber durch dissoziative Veränderungen der Wahrnehmung, wie Verleugnung der Gefahr oder ‚freezing'" (Fischer & Riedesser, 1998, S. 87).

Die jeweils als Antwort auf das Trauma entwickelten Selbstschutz- und Bewältigungsmechanismen werden im traumakompensatorischen Schema gespeichert. Es umfasst subjektive Phantasien zur Entstehung des Traumas, Annahmen zur Überwindung bzw. Heilung desselben und Hypothesen, wie eine weitere Traumatisierung verhindert werden kann (ätiologische, reparative und präventive Komponente des traumakompensatorischen Schemas).

Wie andere kognitiv-emotionale Schemata hat das Traumaschema eine Tendenz zur Wiederholung, die durch die Tendenz zur Wiederaufnahme und Vollendung der durch die traumatische Erfahrung unterbrochenen Handlung noch verstärkt wird. Im Unterschied zu Wahrnehmungs- und Handlungsschemata, die nicht auf einen traumatischen Erlebnissen beruhen, hat es außerdem die Eigenschaft, neue Reize unterschiedslos zu assimilieren bzw. sich durch Stimulation ähnlicher erlebter Erfahrungen ständig zu reproduzieren, ohne sich an veränderte Umweltbedingungen anpassen zu können. Diese für das Traumaschema charakteristische einseitige *Assimilationstendenz* bei fehlender *Akkomodationsfähigkeit* führt letztlich dazu, dass Lernen aus Erfahrung erschwert oder nahezu unmöglich wird (Fischer & Riedesser, 1998, S. 351). Eine Folge der traumatischen Situationserfahrung ist somit a) der fehlende Zugriff bzw. die mangelhafte Ausbildung von situationsübergreifenden, assimilations- und akkomodationsfähigen Metaschemata, die den wechselseitigen Bezug von Wahrnehmung und Handeln gewährleisten könnten, sowie b) die Unfähigkeit, mit widersprüchlichen Erfahrungen umzugehen, die im Idealfall eben durch die Bildung übergeordneter Schemata im Sinne von dialektischen Operationen aufgehoben werden können.

Eine weitere Folge traumatischer Erfahrungen ist die Erschütterung der mit dem Schema verbundenen Vorannahmen und Erwartungen. Im Fall von Naturkatastrophen werden vor allem die als Teil eines Sachschemas vorhandenen Grundannahmen des pragmatischen Realitätsprinzips in Frage gestellt, bei menschlich verursachten Katastrophen hingegen werden die Grundannahmen des kommunikativen Realitätsprinzips erschüttert (Fischer & Riedesser, 1998). Die Erfahrung, einem durch höhere Gewalt oder andere Menschen verursachten Desaster hilflos ausgeliefert zu sein, kann zu einer massiven *Destabilisierung des Selbst-Schemas* führen. Sie wirken sich um so negativer aus, je instabiler die schematisierten Annahmen über das Selbst vor der traumatischen Erfahrung waren. Darüber hinaus können durch eine traumatische Erfahrung latente negative Selbstschemata und Schemata interpersonaler Erfahrung aktiviert werden, wodurch sich die zerstörerische Auswirkung eines aktuellen Traumas noch verstärkt (Horowitz & Reidbold, 1992). Das bedeutet: Eine traumatische Erfahrung muss schematisierten Erwartungen nicht unbedingt zuwiderlaufen, sondern kann diese auch bestätigen – wie dies insbesondere bei einer Vortraumatsierung der Fall sein dürfte (van der Kolk & McFarlane, 1996).

4.2.3 Die Integration von Erfahrungen im Gedächtnisnetz: Das Gedächtnismodell von Ulrich Moser und Ilka von Zeppelin

Die Psychoanalyse verfügt über keine eigene Denktheorie (Mertens, 1998). Sowohl das psychoanalytische Konzept der Vorstellungsrepräsentanzen als auch das kognitionspsychologische Modell der kognitiv-emotionalen Schemata beschreiben nicht, wie traumatische Erfahrungen in die psychische Struktur integriert werden. Aussagen bzw. Hypothesen über die Form, wie traumatische Erfahrungen in die psychische Struktur eingewoben werden, sind nur möglich, wenn von einem Gedächtnismodell ausgegangen wird, das die Möglichkeiten der Verknüpfung mit vorbestehenden Repräsentanzen von Erfahrung aufzeigt.

Um Vorstellungen darüber zu entwickeln, wie dieser Prozess möglich wird, beziehe ich mich auf das Gedächtnismodell von Ulrich Moser und Ilka von Zeppelin (1996). Es ist mit psychoanalytischen Konzepten kompatibel, integriert kognitionspsychologische Untersuchungsergebnisse. und ermöglicht, Prozesse der Traumgenerierung abzubilden. Es beschreibt die Veränderung von Vorstellungen und Erwartungen aufgrund von Alltagserfahrungen und deren Integration in das Langzeitgedächtnis. In diesem Sinne ist es ein Modell, das allgemeine Gültigkeit beanspruchen kann und nicht nur Prozesse erfasst, die für die Traumgenerierung von Bedeutung sind.

Dem Modell liegt die Hypothese zugrunde, dass wir sowohl im Wachzustand als auch im Traum ständig damit beschäftigt sind, Informationen zu bearbeiten („deferred updating"; Dewan, 1969). So werden die inneren kognitiven Modelle ständig in Abstimmungmit der Wahrnehmung modifiziert. Bei psychischen Störungen ist dies im Bereich der betroffenen Daten nicht oder nur partiell möglich. Nicht verarbeitete Information bleibt hier ursprünglich bestehen, wird entweder – wenn möglich – passiviert oder dringt immer wieder das Verhalten bestimmend durch. Solche Prozesse betreffen im besonderen Maße Informationen, die aus nicht gelösten Konflikten und traumatischen Situationen stammen.

Bevor der Prozess der Informationsverarbeitung bei traumatischen Erfahrungen beschrieben wird, soll in einem ersten Schritt die Grundstruktur des Gedächtnismodells dargestellt werden.

Grundstruktur des Gedächtnismodells.– Moser und von Zeppelin beziehen sich in ihrem Modell auf episodische Theorien des Gedächtnisses (Tulving, 1972) und deren Generierung (Stern, 1985). Die Grundstruktur des Gedächtnisses besteht aus Repräsentanzen von Episoden, die in bildhafter Form gespeichert sind. Aus den episodischen Repräsentanzen wird nun laufend ein generalisiertes Gedächtnis über diese Episoden entwickelt. Es entstehen so von den einzelnen Situationen abstrahierte prototypische Repräsentanzen, die von Stern (1985) – wie erwähnt –als *generalisierte Interaktionsrepräsentanzen* (RIG) beschrieben werden. Sie werden aus dem episodischen Repräsentanzen extrahiert und bestimmen als „Muster" die Erwartungen auf neue, aktuelle Interaktionsepisoden. Eine weitere zentrale Hypothese ihres Modells ist: Wissen, das in Form von generalisierten Interaktionsrepräsentanzen gespeichert ist, wird mit der Generalisierung zunehmend entaffektualisiert, damit es im Gedächtnis „abgelegt" werden kann.

Um Vorstellungen darüber zu entwickeln, wie sich der Prozess der Entaffektualisierung beschreiben lässt, beziehen sich die Autoren auf das Konzept der „k-lines" von Minsky (1988). Eine „k-line" ist nach Minsky eine „wirelike-Struktur", an die mentale Elemente angeschlossen worden sind, die bei einem Problemlösungsansatz Anwendung gefunden haben. Die „k-line" gleicht einem Abrufpfad, über den die angeschlossenen Elemente aktiviert werden.

Moser und von Zeppelin postulieren, dass die in den episodischen Repräsentanzen direkt gespeicherten Affekte nicht immer wieder in den einzelnen RIG des RIG-Netzes gespeicherten werden. Hingegen sind immer all jene RIG's durch eine „k-line" verknüpft, die Verbindung zu Episoden mit derselben affektiven Qualität haben. Die „k-line" ist somit „direkte Präsenz eines invarianten Affektes". Das bedeutet, dass mit dem Abstraktionsvorgang der Generalisierung eines episodischen RIG's die an das episodische RIG angeschlossenen Affekte abgekoppelt und der „k-line" zugeordnet werden. Die Affekte der RIG's sind in der „k-line" zu finden – und damit sind die generalisierten RIG's entaffektualisiert. Bei Reaktivierung (die durch jedes kognitive Elemente, aber auch mittels „k-lines" möglich ist) werden die Affekte zu erlebten Affekten. Diese enthalten den invarianten Affekt, werden aber auf Grund der aktuellen Bedingungen modifiziert.

Alle RIG-Ketten bilden nur einen Teil der Gedächtnisstruktur. Der andere Teil der Gedächtnisstruktur besteht aus Modellen. Die einfachsten Modelle sind jene der *Selbstempfindung* (sense of self; Stern, 1985): „Sie sind eine Form emotionaler Lokalisatoren, denen mit der Zeit eine kognitive Identität verliehen wird, die sich auf emotionale und/oder perzeptive Attribute abstimmen kann"[10] (Moser & von Zeppelin, 1996). In den episodischen Repräsentanzen haben sie bildhafte Strukturen, im Modellnetz werden sie ähnlich wie die RIG's zunehmend abstrahiert: „Auf höheren Abstraktionsstufen sind sie Attributenkonglomerate, die durch perzeptive Erinnerungen an episodische Repräsentanzen oder durch die aktuelle Wahrnehmung einer den Attributen entsprechenden Person ‚gefüllt' werden. In der psychoanalytischen Terminologie werden die abstrakteren Personenmodelle Repräsentanzen genannt, die episodischen Images" (Sander & Rosenblatt, 1984; zit. nach Moser & von Zeppelin, 1996, S. 26).[11]

Die Aussagen über die *Desaffektualisierung* von RIG gelten auch für die Modelle. Die „k-lines", an denen die Modelle hängen, charakterisieren jeweils gemeinsame positive Erwartungsaffekte, die bei der Instantiierung eines Modells in einer aktuellen Situation evoziert werden.

Probleme bei der Verarbeitung von Informationen, die aus nicht gelösten Konflikten und traumatischen Situationen stammen.– Liegen schwere Konflikte oder traumatische Erfahrungen vor, lässt sich affektive

Information nicht desaffektualisieren. Sie bleibt als eine ungebundene Affektivität erhalten und abgekoppelt zurück. Jeder Anteil der kognitiven Struktur, eine Repräsentanz oder ein Attribut derselben, vermag die *Gesamtaffektivität* auszulösen. Die dazu gehörige Beziehungssituation kann nicht abstrahiert werden und bleibt unverändert. Ein Abrufen aus dem Gedächtnis wäre traumatisch, weil sich die Affektivität gesamthaft wiederholen würde.

Aus neurobiologischer Sicht bezeichnet man diesen traumabedingten Hypersensibilisierungsprozess als *Kindling-Phänom* oder auch *Neurozeption.* Klinisch entsprechen diesem Phänom die spontan auftretenden Flashbacks und andere Formen von Intrusionen. Schließlich können immer geringere Intensitäten unspezifischer Stressoren oder Aspekte früherer Traumasituationen den Gesamtkomplex des Traumanetzwerks auslösen.

Das heißt: In beiden Formen – bei schweren Konflikten und traumatischen Erfahrungen – ist eine *Desaffektualisierung* des Gedächtnisses nicht oder nur beschränkt möglich. RIG's und Modelle werden zu Elementen besonderer Art, die Episoden mit Wiederholungscharakter bündeln. Für den Aufbau von Wissen in Form von generalisierten RIG's müssen introjektive (durch Erfahrung nicht veränderbare) in informative Repräsentanzen übergehen.

Die Wiederholungen sind im Modell vom Moser und von Zeppelin durch eine „k-line" gebündelt. Die Rückverfolgung der „k-line" zu den ursprünglichen Episoden ist blockiert. Eine Erinnerung muss vermieden werden.[12)] Trotz der negativen Generalisierung drängen die RIG's bzw. Modelle darauf, in gewöhnliche RIG bzw. Modelle mit entsprechenden Wünschen verwandelt zu werden. Es werden immer wieder Problemlösungsversuche unternommen, um eine andere Erfahrung zu ermöglichen. Eine *Instantisierung* in einer aktuellen Situation bringt jedoch die Gefahr mit sich, dass sich die ursprünglichen Situation wiederholt. Um dies zu vermeiden, wurden die Affekte von der kognitiven Struktur abgekoppelt und zwar in einer Weise, dass die RIG's und Modelle nicht mehr mit der „k-line" verknüpft sind. Das bedeutet, dass Situation und Affekt nicht mehr verbunden werden können. Die so entkoppelten Affekte bilden eine ungebundene affektive Information.

Bei Lösungsversuchen ist es aber unabdingbar notwendig, dass die affektive Information wieder in eine Beziehungserfahrung zurückverwandelt wird, damit es zu intentionalem Erleben des Selbst, zu Erfahrungen am Objekt und zur affektive Kommunikation kommen kann. Die ungebundene Affektivität muss in gebundene Affektivität zurückverwandelt werden.

Wie dieser Prozess mittels der Traumgenerierung möglich wird, haben Moser und von Zeppelin für die Lösung von Konflikten aufgezeigt. Im Kontext der vorliegenden Untersuchung stellt sich die Frage, wie ihr Modell auf die Verarbeitung traumatischer Erfahrungen übertragen werden kann. Um diese Frage zu beantworten, vergleiche ich die psychischen Ausgangsbedingungen bei der Traumaverarbeitung mit den Voraussetzungen bei der Konfliktlösung.

Unterschiede in den psychischen Voraussetzungen bei der Konfliktverarbeitung und bei der Traumaintegration.– Bei nicht gelösten Konflikten sind die negativen Affekte in Zusammenhang mit versuchten Wunschaktualisierungen erlebt worden. Es besteht der Wunsch, die früher erlebten positiven Erfahrungen erneut zu realisieren: „Es bleiben phantasierte Wunscherfüllungen unter einschränkenden Regeln möglich" (Moser & von Zeppelin, 1996, S. 28). Traumatischen Geschehnissen liegen dagegen Episoden zugrunde, in denen die affektiven Ereignisse nicht in eine kognitive Struktur eingebunden werden konnten. Moser und von Zeppelin nehmen an, dass in ihnen nur eine physiologische Form der Affektverarbeitung vorliegt. Die Episoden werden als Erinnerungen nicht mehr zugänglich, affektive und kognitive Komponenten sind auseinander gehalten – ein Befund, der durch neurophysiologische Studien bestätigt wird (wie z.B. von van der Kolk, 1998).

Eine Modifizierung ist nicht möglich, da jede Abrufung affektgeladene Erinnerungen auslöst.[13)] Jegliche traumaassoziierten Stimuli führen zu einer unkontrollierten Angstreaktion. So werden zum Beispiel Traumaopfer in Albträumen und während Flashback-Episoden nicht nur mit den beängstigenden Bildern der Vergangenheit konfrontiert, sondern sie erleben mit diesen Bildern nochmals ihre schrecklichen Affekte in der traumatischen Situation. Der wesentliche Unterschied in den Voraussetzungen bei der Konfliktverarbeitung im Vergleich zu aus traumatischen Situationen stammenden Informationen ist somit, dass bei Konflikten die Verbindung zu Phantasien bestehen bleibt. Bei traumatischen Erlebnissen ist die Verknüpfung zu Phantasien nicht möglich geworden, da der Prozess der *Entaffektualisierung* misslungen ist. Dass heißt, die traumatischen Erlebnisse bleiben abgekapselt und von anderen Selbstzuständen isoliert. Sie sind nicht eingliederbar in das autobiographische Gedächtnis.

Die im Gedächtnismodell beschriebenen Probleme bei der Speicherung traumatischer Informationen geben einen Hinweis, wie die Verbindung zu anderen Gedächtnisinhalten möglich wird. Die Affekte müssen „k-lines“ zugeordnet werden, damit eine Abstrahierung der Information möglich wird. Diese Zuordnung wird nur möglich, wenn andere, korrigierende Erfahrungen in aktuellen Beziehungen gemacht werden können, da ein *innerer Simulationsprozess* aufgrund der ungebundenen Affekte nicht möglich ist. Dass heißt – in psychoanalytischen Termini ausgedrückt –, einem intrapsychischen Geschehen muss ein interpersonelles Geschehen voran gehen. Über aktuelle, korrigierende Erfahrungen wird Entaffektualisierung und damit die Abstrahierung der Information ermöglicht. Beide Prozesse sind Voraussetzungen, um traumatische Erfahrungen ins Langzeitgedächtnis zu integrieren.

Die affektive Information muss in eine Beziehungserfahrung zurückverwandelt werden, die korrigierende Erfahrungen ermöglicht. Der Prozess der Entaffektualisierung von Informationen, die aus traumatischen Situationen stammen, kann nur durch eine sicherheit- und haltgebende *korrigierende Beziehungserfahrungen* gefördert werden, da – im Gegensatz zur Konfliktverarbeitung – keine früher erlebten positiven Erfahrungen mit dem traumatischen Geschehen verknüpft sind. Führt nicht jede Abrufung zu affektgeladenen Erinnerungen, können affektive und kognitive Komponenten verbunden werden. Die traumatische Erfahrung wird mit Worten fassbar. In der Folge beginnt ein Prozess, wie ihn Moser und von Zeppelin für die Bearbeitung von Konflikten beschreiben: über die Verknüpfung mit Phantasien und Konflikten wird die psychische Integration der Informationen möglich. Alte, bewährte Konfliktlösungen werden aktiviert, und das Erfahrene erhält Bedeutung durch die Verbindung mit vorbestehenden Konflikten. Diese Überlegungen decken sich mit den im Traumaintegrationsmodell beschriebenen zwei Zyklen, wonach der Konfliktverarbeitung die *Symbolisierung* der traumatischen Erfahrung vorangehen muss.

Ergänzend bleibt anzumerken, dass mit der Verknüpfung mit vorbestehenden Konflikten auch die mit dem Traumageschehen verbundenen Affekte so verändert werden, dass sie eine *Differenzierung* erfahren. Welche Affekte im Trauma-Verarbeitungsprozess dominieren, wird durch die Konflikte bestimmt, die in der jeweiligen Bahandlungsphase mit dem Traumageschehen in Verbindung gebraucht werden.

Zum Beispiel erlebte Frau M, die in ihrer Kindheit schweren sexuellen Missbrauch durch ihren Großvater erfuhr, vor allem Schuldgefühle, als sie sich mit ihren Nähewünschen auseinander setzte. Wie erwähnt, warf sie sich vor, sie habe mit ihrem Wunsch nach Nähe und Geborgenheit den Missbrauch provoziert. In einer späteren Behandlungsphase brachte sie die sexuellen Übergriffe mit ihrer sexuellen Neugier in Zusammenhang und beschuldigte sich, die Übergriffe durch ihre Blicke provoziert zu haben, in denen sexuelles Interesse deutlich geworden sei. In diesem Behandlungsabschnitt dominierte nicht das Gefühl der Schuld, sondern intensive Scham, wenn sie sich mit dem Missbrauch auseinander setzte.

Das Gedächtnismodell von Moser und von Zeppelin erlaubt die unterschiedlichen Speicherungsformen im Verarbeitungsprozess traumatischer Erfahrungen entsprechend ihrem Integrationsgrad einzuordnen. Der Integrationsgrad zeigt sich in der *Affektstärke und -differenzierung* sowie in der Form, wie traumatische Erinnerungen mit anderen Gedächtnisinhalten verknüpft werden. Die Affektstärke wird durch den Grad der Entaffektualisierung bestimmt, die Differenzierung durch die Verknüpfung mit vorbestehenden Konflikten. Bei der Verarbeitung von Informationen aus traumatischen Situationen kann unterschieden werden zwischen

- der Verknüpfung von emotionalen und kognitiven Elementen der traumatischen Situation (das In-Worte-Fassen der traumatischen Erfahrung) sowie
- der Bedeutungsgebung des traumatischen Geschehens durch die Verknüpfung mit vorbestehenden Konflikten.

Das Gedächtnismodell gibt zudem Hinweise, wie auf der Ebene der Gedächtnisspeicherung der Übersetzungsprozess von dissoziierten sensomotorischen Erfahrungen in eine sprachlich kodierte Form möglich wird: Korrigierende Beziehungserfahrung führen zu einer Affektmilderung – was aus psychotherapeutischer Sicht selbstverständlich ist, mit dem Modell von Moser und von Zeppelin jedoch auch gedächtnispsychologisch ableitbar ist. Die mit diesen neuen Erfahrungen einhergehenden Affekte sind in „k-lines" eingliederbar. Dieser Vorgang der Entaffektualisierung ermöglicht die Abstrahierung der Information, der eine Zuordnung zu Metamodellen entspricht. Damit ist die Verknüpfung von affektiven und kognitiven Komponenten möglich geworden.

4.2.4 Zur Erinnerung

Wie unterscheiden sich die unterschiedlichen Formen der Erinnerung an traumatische Erfahrungen von Erinnerungen an zwar bedeutsame, aber nicht traumatische Lebensereignisse? Gibt es Kriterien, die deren Phantasien eindeutig von traumatischen Erinnerungen unterscheiden lassen? Und wie lassen sich traumatisch bedingte Erinnerungslücken vom normalem Vorgang des Vergessens unterscheiden? In den folgenden drei Abschnitten werden diese Fragen diskutiert.

4.2.4.1 Zur Rekonstruktion von Traumatisierungen

Ob sich die unterschiedlichen Formen der Erinnerung an traumatische Erfahrungen von Erinnerungen an bedeutsame, aber nicht traumatische Lebensereignisse unterscheiden, wurde bereits 1995 von van der Kolk und Fisler empirisch überprüft. Sie führten eine Studie durch, an der 46 Patienten teilnahmen, bei denen ein PTSD diagnostisiert worden war. Bei diesen Probanden sollten Erinnerungen an ein traumatisches und an ein bedeutsames Lebensereignis (zum Beispiel Hochzeit, Geburt eines Kindes u.ä.) verglichen werden.

Ereigniskategorien wie Art, Umstände und Dauer des Ereignisses, Art und Weise, wie das Ereignis erinnert wird sowie sensorische Modalitäten, in denen die Erinnerungen auftreten, Vorkommen von Flashbacks und Alpträumen, Coping-Mechanismen und externe Bestätigung der Ereignisse wurden anhand eines strukturierten Interviews erfragt. Dabei wurden zunächst die Daten für das traumatische Ereignis und dann diejenigen für das persönlich bedeutsame, aber nicht-traumatische Lebensereignis erhoben. Die Ergebnisse der Studie, die von van der Kolk (1994, 1998) inzwischen durch die Ergebnisse der mit traumatisierten Patienten durchgeführten PET-Studien bestätigt sind, sind im Folgenden zusammengefasst.

Nicht-traumatische Erinnerungen:

- Kein Wiedererleben des Ereignisses in den verschiedenen Sinnesmodalitäten (olfaktorisch, visuell, auditorisch oder konästhetisch);
- Keine Albträume oder Flashbacks in bezug auf das Ereignis;
- Kein Triggern der Erinnerungen durch Umgebungsreize;
- Keine Angabe von amnestischen Episoden in bezug auf die berichteten Ereignisse;
- Kein Versuch, Erinnerungen an das Ereignis zu unterdrücken.

Traumatische Erinnerungen:

- Initial keine sprachliche Kodierung der Erinnerungen an das Trauma, unabhängig davon, ob zeitweise eine Amnesie für das Ereignis bestand;
- Initiale Erinnerungen an das Trauma als somato-sensorische oder emotionale Flashback-Erlebnisse, unabhängig vom Alter, in dem das Trauma auftrat;
- Fortbestehen von sensomotorisch kodierten Erinnerungen auch bei Personen, die später ein Narrativ bezüglich des Traumas entwickeln konnten (bei 89% der Pbn);
- Partielle oder totale Amnesien bei 42% der Probanden mit Kindheitstraumata;
- Erhöhte Neigung zur Dissoziation.

Aus Sicht der Autoren unterstützen die Ergebnisse die Hypothese, wonach traumatische Erinnerungen zunächst in verschiedenen, voneinander dissoziierten Sinnesmodalitäten auftreten. Eine sprachliche Repräsentation der Geschehnisse wird erst möglich, wenn die zunächst isolierten sensomotorischen Elemente der traumatischen Erfahrung auch in anderen als in der ursprünglich vorherrschenden Modalität bewusst werden. Erst dann ist es möglich, ein *persönliches Narrativ* in bezug auf die traumatische Erfahrung zu konstruieren. Dieser Übersetzungsprozess der initial dissoziierten sensomotorischen Erfahrung in eine sprachlich kodierte Form ist nach van der Kolk (1996) notwendig, um die traumatische Erfahrung integrieren zu können und führt in vielen Fällen zu einer Besserung von zuvor bestehenden Symptomen.

Die kommunizierbar gewordene Traumageschichte entspricht jedoch ebenso wenig wie normale Gedächtnisinhalte genau dem, was sich ursprünglich ereignet hat, und unterliegt wahrscheinlich ähnlichen Überarbeitungen wie das normale Gedächtnis. Die in sprachliche Form übersetzten traumabezogenen Gedächtnisinhalte sind – wie nicht-traumatische Erlebnisse – *Rekonstruktionen vergangener Erfahrungen.* Im Unterschied zu nichttraumatischen Erfahrungen existiert jedoch nach einer Traumatisierung auch weiterhin ein Teil der Erinnerung in Form von dissoziierten Erlebniszuständen.

Zu vergleichbaren Ergebnissen kommen aus psychoanalytischer Sicht Person und Klar (1994, S. 1075). Sie berichten von folgenden Eigentümlichkeiten für das Auftauchen dissoziierter Erinnerungen:

- Erinnerungen können als intrusive Gedächtniseindrücke, Albträume oder Flashbacks auftreten.
- Dissoziiertes Material wird im Zusammenhang mit einer Vergegenwärtigung der zustandsabhängigen Situation erinnert, in der die Traumatisierung geschah.
- Fugue-Zustände, Wahnvorstellungen oder Depersonalisationserlebnisse können ebenso auftreten wie extreme Formen von Angst, die im Kontext der gegenwärtigen Situation nicht verstanden werden können.
- Die ursprüngliche Situation kann handelnd wiederinszeniert werden. Dabei kommt es häufig vor, dass der Betreffende erneut zum Opfer wird.
- Wiederinszenierungen können die ursprüngliche Rollenkonstellation wiederholen. Sie können aber auch dergestalt transformiert werden,

dass das traumatisierte Opfer nun im Sinne einer Identifizierung mit dem Angreifer zum Aggressor wird.

- Das Trauma kann auch zur Quelle einer Phantasieausarbeitung werden.

Person und Klar räumen zwar ein, dass aufgrund von Scham, Schuld und Angst traumatische Geschehnisse verdrängt werden, aber aus ihrer Sicht ist der Großteil der traumatischen Eindrücke dissoziiert. Bei der Dissoziation wird das dissoziierte Material von anderen psychischen Inhalten getrennt. Es kommt zu einer Absonderung von Erinnerungen an Traumatisierungen – und zwar nicht nur von den bewusst verfügbaren Gedächtnisinhalten, sondern auch *von den vorbewussten und den unbewussten Inhalten.*

Auch Person und Klar kommen aufgrund ihrer Untersuchungsergebnisse zu dem Schluss, dass bei dissoziiertem Material keine Schuld- oder Schamgefühle auftreten können, da die Verbindung zu Konflikten noch nicht möglich geworden ist (vgl. hierzu Barwinski Fäh, 2005, sowie auch die Ausführungen zum Gedächtnismodell von Moser und von Zeppelin). Bei der Dissoziation geht es nicht um das Verhältnis von bewusst und unbewusst, sondern um sich *gegenseitig ausschließende Bewusstseinszustände*, die durch keine assoziativen Verbindungen miteinander verknüpft sind und die zustandsabhängig ausgelöst werden (vgl. Kapitel 2). Das dissoziative Material wird von der ständigen narrativen Überarbeitung ausgenommen. Erinnerungen an traumatische Erlebnisse können auf unterschiedliche Weise im Alltag oder in der therapeutischen Situation auftreten, je nachdem wie sie kodiert wurden: entweder verdrängt, dissoziiert oder bruchstückhaft erinnerbar, aber affektisoliert.[14)]

Sowohl van der Kolk und Fisler als auch Person und Klar heben hervor, dass traumatische Erinnerungen zunächst in *verschiedenen, voneinander dissoziierten Sinnesmodalitäten oder Bewusstseinszuständen* auftreten und von der ständigen narrativen Überarbeitung ausgeklammert bleiben. Erst wenn der Übersetzungsprozess der dissoziierten sensomotorischen Erfahrung in eine sprachlich kodierte Form möglich geworden ist bzw. die Verbindung zu bewusst verfügbaren, vorbewussten und unbewussten Gädachtnisinhalten möglich wird, gleicht sich der Umgang mit traumatischen Erinnerungen dem Überarbeiten nichttraumatischer Gedächtnisinhalte an. Die Traumageschichte wird zur Rekonstruktion der Vergangenheit.

4.2.4.2 Auffassungen über die Rekonstruierbarkeit von unbewussten Phantasien

Wie unterscheidet sich die Rekonstruktion traumatischer Erfahrungen von der Rekonstruktion unbewusster Phantasien im therapeutischen Prozess? Diese Frage ist insofern von besonderer Bedeutung, da mit der Frage nach den Charakteristika von Erinnerungen an traumatische Geschehnisse das Problem verknüpft ist, ob es überhaupt in der therapeutischen Arbeit möglich ist, realitätsgerechte Erinnerungen an traumatische Ereignisse ausfindig zu machen. Um diese Thematik diskutieren zu können, soll in einem ersten Schritt geklärt werden, was sich genau mit der *Rekonstruktion von unbewussten Phantasien* in der therapeutischen Arbeit aufarbeiten lässt. Die Ergebnisse werden anschließend mit Befunden verglichen, die die Rekonstruktion von traumatischen Erfahrungen im therapeutischen Prozess beschreiben.

Mertens (1998, S. 108) fasst die Vorstellungen darüber, was genau bei der Rekonstruktion unbewusster Phantasien aufgearbeitet wird, so zusammen:

- In einer Analyse lässt sich niemals rekonstruieren, was sich im Leben des Analysanden tatsächlich ereignet hat, sondern immer nur das Erlebte, das heißt diejenigen Erfahrungen, die ein Kind (oder Heranwachsenden) aufgrund seiner kognitiven Verarbeitungsmöglichkeiten und seiner unbewussten und bewussten Phantasien gebildet hat.
- Die Rekonstruktionen des Erlebens bezieht sich zumeist nicht auf Gefühle und Phantasien zum Auftretungszeitpunkt bestimmter Ereignisse, sondern auf Gefühle und Phantasien erst zu einem späteren Zeitpunkt, zu dem sie nachträglich im Erleben gebildet wurden.
- Die maßgeblichen Konflikterfahrungen und -verarbeitungen und die damit in Zusammenhang stehenden Phantasien werden oftmals über Jahre hinweg gebildet.

- Das Erleben der Vergangenheit wird durch die Erinnerung partiell verändert, sofern es sich dabei nicht um dissoziierte oder um einen Kern intensiv verdrängter Phantasien handelt. Denn die fortschreitende Entwicklung verändert die Inhalte der wahrgenommenen Konflikte und Phantasien. Dadurch wirken sich nicht nur die vergangenen Erfahrungen auf das gegenwärtige Wahrnehmen aus. Auch unsere gegenwärtigen Wahrnehmungen lassen die vergangenen Erfahrungen in einer neuen Perspektive erscheinen.

Deshalb muss unterschieden werden,
- was sich tatsächlich ereignet hat (Faktum);
- in welcher Reihenfolge sich bestimmte Fakten ereignet haben (zum Beispiel Tod eines Geschwisters, erneute Schwangerschaft der Mutter, Erkrankung der Mutter);
- wie dieses Ereignis bzw. die Abfolge der Ereignisse in ihrer Konflikthaftigkeit vom Patienten erlebt wurde;
- wie diese erlebte Konflikthaftigkeit zu bestimmten Phantasien beim Kind geführt oder bereits bestehende Phantasien modifiziert hat;
- welche Phantasien wegen ihrer „Anstössigkeit", aber auch aufgrund der zunehmenden kognitiven Entwicklung des Kindes verdrängt worden und welche Abkömmlinge erhalten geblieben sind;
- welche Phantasie-Abkömmlinge eine entwicklungsbedingte Modifikation erfahren haben;
- welche Abkömmlinge erinnert werden können;
- wie diese Erinnerung im Lauf der Entwicklung verändert, verzerrt oder umgewandelt worden ist;
- was der Patient als Erinnerung in der analytischen Erzählung zulässt oder bewusst verschweigt – weil er sich noch nicht genügend sicher fühlt, sie seinem Analytiker zu erzählen (Mertens, 1998, S. 108-109).

Arlow (1993) bringt die aufgeführten Aspekte auf den Punkt, wenn er hervorhebt, dass eine Deutung der Vergangenheit überhaupt nur deshalb möglich wird, weil die Vergangenheit in die Gegenwart hineinreicht. Was im gegenwärtigen Leben eines Patienten aktiv bleibt, zeigt sich neben den

Phantasien zum Beispiel in seiner Charakterentwicklung, in Träumen, Symptomen oder Fehlleistungen. Es verrät sich durch seine kontextuelle Andeutung, durch die Abfolge, anhand logischer Brüche, ungewöhnlicher Wortwahl oder der verwendeten Metaphorik. Dabei handelt es sich bei diesen Phänomenen nicht um eine einfache Wiederholung der Vergangenheit; erkennbar werden immer nur Abkömmlinge, „agierte Manifestationen der unbewussten Phantasie" (Arlow, 1993, S. 110).

4.2.4.3 Intersubjektivität und die Wahrheit lebensgeschichtlicher Erkenntnis

Betrachten wir Erinnerungen an traumatische Erfahrungen, fällt auf, dass sich vor allem zu Beginn des Verarbeitungsprozesses die Rekonstruktion traumatischer Erfahrungen in vielfacher Hinsicht von der Bearbeitung unbewusster Phantasien unterscheidet. Die wesentlichen Unterschiede sind genannt und sollen hier nur nochmals kurz zusammengefasst werden: Die Affektintensität ist bei dissoziiertem traumatischen Material für die Betroffenen überwältigend, Erinnerungen an traumatische Erfahrungen zeigen sich auf einer bildhaften, sensomotorischen und affektiven Ebene. Anders als bei der Rekonstruktion von Phantasien können Erinnerungen an vergangene traumatische Ereignisse einfache Wiederholung der Vergangenheit sein. Wie für den ersten Zyklus der Traumaverarbeitung ausgeführt, sind Inszenierungen Abbilder der traumatischen Situation und nicht „agierte Manifestationen der unbewussten Phantasie" (Arlow, 1993, S. 110).

Erst mit der Milderung der mit traumatischen Erinnerungen einhergehenden Affekte wird die Verknüpfung zu Konflikten und damit einhergehenden Phantasien möglich (vgl. hierzu die Ausführungen zum Gedächtnismodell von Moser und von Zeppelin). Erinnerungen werden zu Narrativen, die in vielfältiger Weise aufgrund von Abwehrvorgängen überarbeitet werden und dementsprechend nicht mehr in allen Aspekten der traumatischen Situation entsprechen müssen. Ab dieser Phase im Traumaverarbeitungsprozess prägen Phantasien die Traumaverarbeitung und damit auch die Erinnerung an die traumatische Vergangenheit in dem Sinne, dass sie Erinnerung selektionieren. Um zentrale Phantasien aufrecht zu erhalten (zum Beispiel bei Beziehungstraumata die Vorstellung, dass der Täter es letztlich gut mit dem Opfer meinte), werden nur bestimmte Erfahrungen erinnert, andere hingegen scheinen vergessen. Diese Erinnerungen weisen jedoch, wie ausgeführt, eine andere affektive Qualität, Präzision und Lebendigkeit auf als die ersten präsymbolischen Erinnerungen, die gewissermaßen ins Bewusstsein einbrechen.

Bei *Phantasien*, die nicht zur Traumabewältigung entwickelt wurden und die nicht mit einem traumatischen Ereignis verknüpft sind, ist definitionsgemäß eine Rückführung auf ein traumatisches, äußeres Ereignis nicht möglich. Sie gehen in der Regel mit Konflikten einher, deren Entstehung durch die Aufdeckung der Phantasie erst verständlich wird.

Aber entspricht die für den zweiten Zyklus der Traumaverarbeitung beschriebene Rekonstruktion der Vergangenheit noch dem, was sich tatsächlich in der traumatischen Situation ereignete? Handelt es sich nicht vielmehr um Erzählstrategien, die Patienten einsetzten, um – meist vorübergehend und abhängig vom Stadium der Analyse – eine bestimmte Lösung ihrer Konflikte zu entwerfen? (zur suggestiven Kontamination von Daten, die in der psychoanalytischen Behandlung gewonnen werden, vgl. Grünbaum, 1988).

Dass realistische Rekonstruktionen von traumatischen Ereignissen an korrektive Beziehungserfahrungen in der Psychotherapie gebunden sind, konnte Dalenberg (1996) an traumabezogenen Erinnerungen von Patienten nachweisen: Sowohl der Zeitpunkt als auch das Beziehungsklima innerhalb der Therapie beeinflussen die Genauigkeit traumabezogener Erinnerungen. Unabhängig davon, ob es sich um kontinuierlich verfügbare oder wiederentdeckte Erinnerungen handelte, war die Erinnerung bei positiven therapeutischen Beziehungserfahrungen präziser als bei negativen. Wieder verfügbare Erinnerungen, für die sich im Nachhinein externe Evidenz finden ließ, traten häufiger erstmals in Therapiesitzungen auf, in denen vom Patienten die Beziehung zum Therapeuten als positiv geschildert wurde. Das Wahrscheinlichkeitsverhältnis für bestätigte vs. nichtbestätigte Erinnerungen betrug hier 14 : 1. Für Erinnerungen hingegen, die erstmals in Therapiestunden auftauchten, die durch starke negative Gefühle gekennzeichnet waren, ließ sich ungleich seltener eine externe Bestätigung finden. Hier lag das Verhältnis zwischen bestätigter vs. nicht-bestätigten Erinnerungen bei 2 : 1.

Dalenberg geht aufgrund ihrer Untersuchungsergebnisse davon aus, dass sich die Mehrzahl der von Missbrauch oder Misshandlung betroffenen Patienten an einen Teil der Vorfälle kontinuierlich erinnern kann und vergessene Episoden im Verlauf der Therapie hinzukommen. Zuvor nicht verfügbare Gedächtnisinhalte können allerdings erst dann zugänglich werden, wenn sich die aktuell wirksamen Beziehungsschemata unter dem Einfluss der psychotherapeutischen Behandlung verändern.[15)]

Zur Wechselwirkung von Erinnerung und Konfliktbearbeitung gibt eine eigene Studie Hinweise (Barwinski Fäh, 2005). Demnach veränderte sich im therapeutischen Prozess der Inhalt der Erklärungen für das traumatische Geschehen, der ätiologische Aspekt des Traumakompensatorischen Schemas (Fischer & Riedesser, 1998). Die ätiologischen Erklärungen wurden im Verlauf der Behandlung einerseits klarer und realitätsgerechter (zum Beispiel wurde es möglich, Phantasien auf ihren Realitätsgehalt hin zu überprüfen). Andererseits kamen aber inkorrekte Begründungen hinzu, die sich in ihrem Inhalt dem Stand der Konfliktverarbeitung anpassten, der gerade in der Therapie aktuell war: Zum Beispiel wurden Wünsche nach Wärme und Fürsorge als Grund für sexuelle Übergriffe angeführt. Bei Dominanz von ödipalen Themen war in den Begründungen der Patientin das eigene sexuelle Interesse der Anlass, warum es zum Missbrauch gekommen sei. Demnach laufen in der Behandlung bei der Erinnerungsfindung zwei Prozesse parallel ab:

1. die schrittweise fortschreitende Anerkennung der traumatischen Realität, die sich in korrekten und realitätsgerechten Erklärungen der traumatischen Erfahrungen zeigt;
2. die Bearbeitung und Auflösung von Konflikten, die mit der psychischen Integration des traumatischen Geschehens einhergeht.

Es wurde deutlich, wie sehr Erinnerung durch die Aktualität (durch den therapeutischen Prozess) als ein konstruktives Moment bestimmt wird. Deutlich wurde aber auch, dass es eine Realität gibt und gab (realistisches

Moment), die nicht als „subjektive Realität" im Sinne einer inkorrekten Verzerrung der Realität abgetan werden kann.

4.2.4.4 Wie können traumatisch bedingte Amnesien oder Erinnerungslücken vom üblichen Vorgang des Vergessens unterschieden werden?

Ausgeklammert blieb bisher die Frage des Vergessens. Haben Traumaopfer, die sich nicht mehr an erlittene Traumata erinnern können, ihre schrecklichen Erlebnisse nicht einfach vergessen? Wie können traumatisch bedingte Erinnerungslücken vom üblichen Vorgang des Vergessens unterschieden werden? Um diese Fragen klären zu können, erscheint es sinnvoll von Theorien aus der Gedächtnispsychologie auszugehen, die den Vorgang des Vergessens erklären, und sie mit Prozessen zu vergleichen, die für die Traumaverarbeitung typisch sind.

Nach der *Spurenzerfallstheorie* nimmt die Stärke eines Engramms kontinuierlich mit der Zeit ab, bis sich schließlich die Gedächtnisspur ganz aufgelöst hat. Nur wenn eine Wiederholung erfolgt, wird das Engramm gefestigt. Die Annahme eines Spurenzerfalls besonders beim Kurzzeitgedächtnis ist zwar alltagspsychologisch plausibel, aber experimentell schwer zu beweisen. Ihr gegenüber gestellt wurde die *Interferenztheorie.* Im Gegensatz zur Spurenzerfallstheorie stellt sie die Aktivität der sich erinnernden oder vergessenden Person in den Vordergrund. Bei der proaktiven Hemmung wird der Lernprozess durch Vorgänge beeinträchtigt, die vor dem Gedächtnisvorgang liegen; bei der retroaktiven Hemmung folgt der störende Vorgang nach dem Lernprozess.

In der Psychoanalyse wurde der Zusammenhang zwischen Vergessen und hemmenden Faktoren immer schon in den Vordergrund gestellt. Das Phänomen des Vergessens wurde insbesondere mit der Verdrängung in Zusammenhang gebracht (vgl. Kap. 2). Eine besondere Form des Vergessens stellt dabei die *kindliche Amnesie* dar. Nach Freud (1899) muss auch die kindliche Amnesie auf Verdrängung zurückgeführt werden. Wichtige Erlebnisse werden bereits aus den ersten Lebensjahren im Gedächtnis aufbewahrt: „Die Ergebnisse der Analyse von Träumen, Deckerinnerungen und Übertagungsinhalten können als eindeutiger Beweis dafür gelten, dass so gut wie nichts von dem einmal Erlebten verlorengegangen ist". Die Notwendigkeit der Verdrängung von zumeist mit sexuellen, aggressiven und narzisstisch kränkenden Erfahrungen verbundenen konflikthaften und traumatischen Inhalte ist nach Freud für die Kindheitsamnesie verantwortlich zu machen.

Der psychoanalytischen Theorie des psychodynamisch motivierten Vergessens stellten bereits in den sechziger Jahren Gedächtnisforscher die Hypothese eines *Enkodierungsdefizits* und das Theorem der Unterschiedlichkeit des Kontextes bei der Enkodierung und bei der Erinnerung gegenüber. Nach dieser Hypothese ist das Kind noch nicht in der Lage , sich Erlebnisse derart einzuprägen, dass sie gut erinnerbar sind. Dazu gehört zum Beispiel, Erlebnisse in vorhandene Schemata zu integrieren oder Eselsbrücken als Einprägungshilfen zu benutzen. Um etwas behalten zu können, muss es zudem aktiv wiederholt und in unterschiedliche Kontexte eingeordnet werden.

Das Theorem der Unterschiedlichkeit des Kontextes bei der Enkodierung und bei der Erinnerung macht davon Gebrauch, dass das Verstreichen der Zeit zwischen dem ursprünglichen Erleben zum Beispiel eines vierjährigen Kindes und dem Wiedererinnern als erwachsener Patient intensive Veränderungen sowohl des äußeren als auch des inneren Kontextes erzeugt hat. Dieses Theorem geht auf das Prinzip der *Enkodierungsspezifität* (Tulving & Thompson, 1973) zurück. Demnach entscheiden die Charakteristika des Einzuprädenden darüber, welche Hinweise am wirkungsvollsten für die Erinnerung sind. So kann es vorkommen, dass typische, von Erwachsenen benutzte Erinnerungshinweisreize keinen Zugang zu Kindheitserinnerungen eröffnen. Kinder entwickeln kognitive Bezugsrahmen, die im Verlauf der Entwicklung an Komplexität und Anzahl ständig zunehmen: „Ein Buch zum Beispiel verkörpert für ein zweijähriges Kind eine der vielen Sachen, mit denen man spielen kann. Für ein vierjähriges Kind ist ein Buch eine Sammlung von Geschichten, die man vorgelesen bekommt. Und für ein sechs- oder siebenjähriges Kind ist das Buch ein Gegenstand, in dem es selber lesen kann. Bei der Erinnerung müssen die entsprechenden Bezugsrahmen aktiviert werden ...

Einem Erwachsenen fällt es schwer, die Kategorie „Spielsachen“ zu aktivieren, weil sie seit vielen Jahren für sein Erleben und für seine Handlungen nicht mehr bedeutsam ist ...“ (Mertens, 1998, S. 95).

Die während einer analytischen Sitzung vonstatten gehende Regression macht zwar nicht die Denkentwicklung rückgängig, aber sie erleichtert in unterschiedlichem Umfang doch ein flexibleres Umgehen mit den verschiedenen Denkmodi. Das zustandsabhängige Wiederauffinden von früheren Gedächtnisinhalten wird durch das Entstehen von Übertragungsstimmungen und -zuständen stark gefördert.

Gelten für Erinnerungen an traumatische Ereignisse die gleichen Prinzipien, wie sie für das Erinnern bzw. Vergessen von nicht traumatischen Erlebnissen empirisch überprüft wurden? Vor allem die Studien von Terr (1988) belegen eindrücklich, dass traumatische Ergebnisse nicht vergessen werden und die für Erinnern allgemein überprüften Prinzipien nur eingeschränkte Gültigkeit beanspruchen können. Terr unterscheidet zwischen prozeduralem und deklarativem Wissen und überprüft, ab welchem Alter verbale Mitteilungen an traumatische Ereignisse möglich werden. Wie sich zeigt, ist die Fähigkeit, das traumatische Erlebnis zu einem späteren Zeitpunkt zu verbalisieren, bei Kindern unter 28 bis 36 Monaten stark eingeschränkt; lediglich das verhaltensmäßige oder prozedurale Gedächtnis kann ziemlich genau und wahrheitsgetreu die erlebte Traumatisierung reproduzieren. Erst wenn das Kind zum Zeitpunkt der Traumatisierung älter als zweieinhalb bis drei Jahre ist, kann es später (im Durchschnitt waren es viereinhalb Jahre) einen Teil des Geschehens verbal erinnern. Demnach fällt es einem Kind um so schwerer, narrative Gedächtnisinhalte in verbaler Form zu erinnern, je jünger es ist. Vor allem bei Traumatsierungen, die zu einem Zeitpunkt geschehen, zu dem die Sprachentwicklung noch nicht eingesetzt hatte, existieren nur noch Bruchstücke von Erinnerungen, die zumeist Inhalt des prozeduralen Gedächtnisses geworden sind.

Sugar (1992) konnte sogar an fünf Fällen den Nachweis erbringen, dass sich auch Kinder, die bei der Traumatisierung jünger als 28 Monate waren, zu einem späteren Zeitpunkt verbal und mit erstaunlicher Genauigkeit an den Vorfall erinnern konnten. So erinnerte sich zum

Beispiel ein 26 Monate altes Mädchen, das mit 16 Monaten ein Flugzeugunglück miterlebt hatte, an den Vorfall, konnte Einzelheiten verbalisieren und mit einem Spielzeugflugzeug den Zusammenstoß motorisch handelnd reproduzieren. Problematisch erscheint an diesen Untersuchungsergebnissen von Sugar allerdings, dass nicht eindeutig differenziert werden kann zwischen Erinnerungen des Kindes an das traumatische Ereignis und Mitteilungen, die das Kind von Bezugspersonen über das Flugzeugunglück gehört hat, aber dann als Erinnerung berichtet.

4.3 Zusammenfassung

Sowohl die Wahrnehmung als auch die Speicherung und Erinnerung an traumatische Erfahrungen unterscheidet sich im Vergleich zu nicht-überwältigenden Ereignissen:

- Die Wahrnehmung verliert in der traumatischen Situation ihre Flexibilität. Unter Extremstress engt sich das Wahrnehmungsfeld ein. Es wird auf wenige zentrale Aspekte mit besonderer Gefahrenrelevanz fokussiert, periphere Kontextaspekte werden ausgeklammert.
- Auch die Speicherung traumatischer Geschehnisse unterscheidet sich klar von der Speicherung nicht-traumatischer Ereignisse. Traumatischen Erfahrungen liegen Episoden zugrunde, in denen die Affekte nicht in eine kognitive Struktur eingebunden werden konnten. Moser und von Zeppelin nehmen an, dass in ihnen nur eine physiologische Form der Affektverarbeitung vorliegt. Die Episoden werden als Erinnerungen nicht mehr zugänglich, affektive und kognitive Komponenten sind auseinander gehalten.
- Die veränderte Wahrnehmung und beschriebenen Probleme in der Gedächtnisspeicherung haben Auswirkungen auf die Erinnerung an traumatische Geschehnisse. Traumatische Erinnerungen, die dem expliziten Gedächtnis nicht zugänglich sind, werden durch Körpererinnerungen und senso-motorische Schemata ersetzt, die der bewussten Erinnerung verschlossen sind. Die Verwandlung impliziter

Erinnerungen in explizite und zugleich emotional angemessene Erinnerungsformen ist deshalb ein zentrales Ziel einer Traumabehandlung.

5 Neurobiologie traumatischer Amnesie
(unter Mitarbeit von Bernd Frank und Ludger van Gisteren)

In den vorangehenden Kapiteln wurden Probleme in der Erinnerungsfähigkeit aus psychoanalytischer und kognitionspsychologischer Sicht diskutiert. Im folgenden werden Konzepte aus der Neurobiologie vorstellt, die traumatische Amnesie aus physiologischer Sicht zu erklären versuchen.

Dabei wird wiederum in einem ersten Schritt der Vorgang der Informationsverarbeitung vorgestellt, wie er üblicherweise abläuft. Anschließend wird aufgezeigt, welche Probleme sich bei der Verarbeitung von Informationen zeigen, die aus traumatischen Situationen stammen.

5.1 Die hierarchische Informationsverarbeitung im Zentralnervensystem

Die zentralnervöse Verarbeitung von Informationen aus der Umwelt und dem Organismus umfasst einen mehrstufigen, hierarchisierten Prozess (Frank, 2008; van Gisteren, 2008):

- Der Thalamus gilt als die Eingangspforte aller Informationen aus allen Sinnesmodalitäten. Er entscheidet im Zusammenwirken mit dem präfrontalen Cortex über die Weitergabe der Informationen; etwa 90% der Reize werden vom Thalamus herausgefiltert. Welche Reize weitergeleitet werden, hängt im wesentlichen von der Bedeutungszuschreibung und vom Fokus der Aufmerksamkeit ab.
- Die Amygdala fügt den sensorischen und sensiblen Informationen aus dem Thalamus eine basale emotionale Wertigkeit hinzu (emotionales Gedächtnis).
- Der Hippocampus ist der Organisator des bewusstseinsfähigen Gedächtnisses. Er ist somit verantwortlich dafür, dass Gedächtnisinhalte sprachlich ausgedrückt werden können. Er ordnet emotionale Erfahrungen und stellt sie in einen Kontext mit früheren Ereignissen. Er ist zudem zuständig für die räumliche Orientierung und schafft die Vor-

aussetzungen für die Überführung ins deklarative oder explizite Gedächtnis (semantisch-sprachlich verfügbares Erinnerungsvermögen). Amygdala und Hippocampus sowie andere anatomische Strukturen (Fornix, Corpus mamillare, Gyrus cinguli, Nuclei anterioventrales des Thalamus) bilden das sogenannte Limbische System.

- Das Frontalhirn gliedert sich in den präfrontalen und orbifrontalen Cortex. Der präfrontale Cortex organisiert die bewußten Komponenten des Ich-Gefühls, die räumlich-zeitliche Strukturierung von Sinneseindrücken, die Objektwahrnehmung und die Aufmerksamkeit. Der präfrontale Cortex ist zugleich der Sitz des Arbeitsgedächtnisses, in dem die Wahrnehmungsinhalte für kurze Zeit im Bewußtsein gehalten werden. Der orbitofrontale Cortex befaßt sich mit den emotionalen Aspekten von Objekten und Situationen und ist der physiologisch-anatomische Ort der ethischen und moralischen Verhaltensregulation.

Stark vereinfacht kann die hierarchische Informationsverarbeitung im Zentralnervensystem (ZNS) so zusammengefasst werden: Die Reizaufnahme erfolgt über den Thalamus, die Registrierung wird durch die Amygdala und Hippocampus geleistet, während die Reaktion Aufgabe des Frontalhirns ist.

5.2 Veränderungen der zerebralen Verarbeitung bei Extremstress

Erste Untersuchungen, die posttraumatische Amnesie auf neurochemische Veränderungen zurückzuführen, gehen auf Kardiner (1941) zurück. Kardiner beobachtete, dass Menschen mit einem PTBS emotional unberührt erschienen, aber physiologische Reaktionen zeigten, als sei ihr Leben bedroht. Nach van der Kolk (1998) führt extreme emotionale Erregung dazu, dass das ZNS bei der Synthese der mit dem traumatischen Ereignis in Verbindung stehenden Empfindungen zu einem integrierten Ganzen versagt. Die neurochemischen Erklärungsansätze wurden jedoch durch neue Informationen mithilfe von modernen Bildgebungsverfahren relativiert.

Mittlerweile liegt eine Reihe von Studien vor, die allerdings kein einheitliches Bild zeichnen. Dies ist nach Roth und Münte (2003) die Folge von Unterschieden in der Bildgebungsmethodik, der Patientenwahl (langjährig vs. kürzer erkrankte Patienten), des Stimulationsprotokolls (Stimulation z.B. mit „Kriegsgeräuschen“ vs. selbstberichteten traumabezogenen Erlebnissen) oder der Vergleichsbedingungen. Gleichwohl kann aus den bisherigen Bildgebungsstudien (Übersicht bei Hull, 2002; Pitman et al., 2001; Villarreal & King, 2001) geschlossen werden, dass sich Aktivierungsunterschiede zwischen PTBS-Patienten und Kontrollgruppen insbesondere in Teilen des limbischen Systems ergeben. Unter Extremstress kommt es zu einem Zusammenbruch der Verbindung zwischen Amygdala und Hippocampus, so dass hemmende Reize vom Hippocampus nicht mehr erfolgen. Dadurch wird eine korrigierende Bewertung der im Kortex gespeicherten Informationen nicht mehr möglich, was das hilflose Ausgeliefertsein an überflutende Emotionen bei Traumatisierten erklärt.

Die Zerstörung der Verbindung zwischen Thalamus und Cortex, der Verbindung zwischen Amygdala und Hippocampus sowie der Verbindung zwischen Hippocampus und Kortex bewirkt letztlich, dass alle trauma-assoziierten Stimuli zu einer unkontrollierten Angstreaktion in der Amygdala führen, die nicht durch frühere Erfahrungen modifiziert werden kann. Es kommt zu einer Diskonnektion von emotionalen, kognitiv-faktischen und autobiografischen Gedächtnissystemen (Bering, Fischer & Johansen, 2002). Folgende Veränderungen zeigen sich in den genannten Hirnregionen (Frank, 2008):

1. *Thalamus:* Unter Extremstress engt sich das Wahrnehmungsfeld ein (vgl. hierzu auch Abschnitt 4.2.1). Es wird auf wenige zentrale Aspekte mit besonderer Gefahrenrelevanz fokussiert, periphere Kontextaspekte werden ausgeklammert. Bei Persistenz schwerwiegender Stressoren kann das Wahrnehmungsfeld schließlich vollständig desintegrieren.
2. *Amygdala:* Es zeigt sich eine verstärkte Aktivierung der Amygdala, die eine zentrale Rolle bei der Verarbeitung emotionaler Reize spielt. Die

Speicherung traumatischer Eindrücke erfolgt über eine Entschlüsselung affektiver Aspekte von Angst und Panik, abgetrennt von einer kontextuellen Spezifizierung im Hippocampus und einer autobiografischen Einordnung im präfrontalen Kortex. Aufgrund der Fragmentierung des Gedächtnisses postuliert van der Kolk (1998) ein spezifisches traumatisches Gedächtnis, dessen Inhalt die dissoziierte, als sensorische Fragmente mit nur wenigen oder keinen linguistischen Komponenten, gespeicherte Trauma-Erinnerung widerspiegelt. Diese Erinnerungen beruhen auf wenig koordinierten Informationsdetails über die äußere Realität und sind löschungsresistent (vgl. hierzu die Überlegungen von Moser und von Zeppelin, 1996, aus gedächtnispsychologischer Sicht).

3. *Hippocampus:*Unter Extremstress kommt es zum Zusammenbruch der hippocampalen Funktion, die – im Gegensatz zur Amygda (implizites Gedächtnis) – mit dem sog. expliziten Gedächtnis assoziiert ist. Die ankommenden traumatischen Reize werden nicht in das explizite Gedächtnis eingespeist und gespeichert, sondern – wie erwähnt – im impliziten Gedächtnis als zusammenhanglose Sinneseindrücke olfaktorischer, gustatorischer, visueller, akustischer oder kinästhetischer Art fragmentiert. Traumatische emotionale Erfahrungen können dann nicht mehr explizit erinnert werden (hippocampale Amnesie).

5.3 Zentrale Charakteristika der hormonellen Stressantwort in der Hypothalamus-Hypophysen-Nebenierenrinde-Achse (HPA-Achse) nach massiver Stresseinwirkung

Extremstress ruft zwei unterschiedliche physiologische Antworten im Nervensystem hervor. Die erste Antwort auf Stress ist die Erhöhung der Katecholamine (Adrenalin und Noradrenalin) als Folge der Aktivierung des Hypothalamus durch die Amygdala. Diese bewirken eine Herzfrequenzerhöhung, Blutdruckerhöhung sowie eine schnelle Atmung. So wird eine „Kampf- oder Fluchtreaktion" als unmittelbare Antwort auf Bedrohung ermöglicht. Die Dysregulation der Hypothalamus-Hypophysen-Nebennierenrinden-Achse (Stressachse) hat in Fachkreisen zu lebhaften Diskussionen geführt. Entgegen der Erwartung einer klassischen Stressreaktion mit vermehrter Ausschüttung von Kortisol wurde bei PTBS-Patienten von einigen Autoren (z.B. Yehuda, 1997) ein relativer Hypokortisolismus bei erhöhtem Corticotropin-Releasing-Hormon-Spiegel (Heim et al., 1997) festgestellt. Diese Konstellation ist als paradoxe Regulation der Stressachse bei der PTBS in die Literatur eingegangen.

Die zweite Reaktion führt über die Amygdala, den Hypothalamus und die Nebennierenrinde zur Bildung von CRH (Coticotropin Releasing Faktor) im Hypothalamus, das wiederum die Hypophyse zur Ausschütterung von ACTH (Adrenocorticotropes Hormon) anregt. ACTH wirkt auf die Nebennierenrinde und setzt dort Corticol frei. Cortisol ist zunächst nicht schädlich, sondern sichert im Gegenteil das Überleben: Der Muskeltonus der Herz- und Blutgefäße wird erhöht, der Blutzuckerspiegel steigt und Entzündungsreaktionen werden unterdrückt. Wenn aber der Cortisolspiegel an Intensität zunimmt, folgt daraus eine erhöhte Erregbarkeit und eine geschwächte Immunabwehr, so dass aus unkontrolliertem Stress und neurotoxische Prozesse folgen können (van Gisteren, 2008).

Frank (2008) fasst Neurotransmitter-Dysfunktionen bei Posttraumatischen Reaktionen wie folgt zusammen:

1. *(Nor-)adrenerge Dysfunktion:* Noradrenalin bereitet ein Kampf-Flucht-Verhaltensmuster vor. Eine noradrenerge Hyperaktivierung bewirkt eine Amygdala-zentrierte Informationsspeicherung und eine Einschränkung der Funktionalität des Frontalhirns (präfrontaler Kortex). Intrusive Erinnerungen und Flashbacks sind die Folge.
2. *Serotoninerge Dysfunktion:* Bei länger anhaltendem Stress kommt es zum Abfall der Serotoninkonzentrationen. Folge ist eine inadäquate Informationsverarbeitung mit Trancezuständen, Depersonalisation, Halluzination, Schlafstörungen, Depression und Apathie. Eine stressinduzierte serotoninerge Dysregulation führt zu Verhaltensproblemen wie gestörte Impulskontrolle, aggressive Durchbrüche und zwanghafte Reinszenierungen von traumabezogenen Verhaltensmustern.
3. *Dopaminerge Dysfunktion:* Dopamin spielt eine hemmende Rolle in der neokortikalen Informationsverarbeitung. Es steuert auch die se-

lektive Aufmerksamkeit. Ein länger andauernder hochemotionaler Stress erhöht die dopaminerge Aktivität, besonders in der Amygdala. Folgen sind eine traumainduzierte Freisetzung einer bizarren Bilderwelt und produktiv-psychotische Symptome.

4. *Dysregulation des endogenen Opioid-Systems:* Endogene Opioide hemmen die Schmerzwahrnehmung und reduzieren die noradrenerg getriggerten Panikaffekte. Die Amygdala ist besonders reich von Opiat-Rezeptoren. Eine über Opioide vermittelte psychosomatische Erstarrung (stressinduzierte Lähmung) und affektive Betäubung (freezing/numbing) erlaubt dem Organismus, einen überwältigenden Stress nicht oder kaum mehr wahrzunehmen und nicht exakt zu erinnern. Der erhöhte Opiatgehalt ist verantwortlich dafür, dass Personen mit schweren Traumatisierungen eine verstärkte Tendenz zeigen, Situationen mit einem Retraumatisierungsrisiko aufzusuchen (trauma addiction, Reviktimisierungstendenz). Sie weisen tendenziell auch eine erhöhte psychiatrische Komorbidität im Bereich der Abhängigkeitserkrankungen (Selbstmedikation) auf.

5.4 Konsequenzen neurobiologischer Veränderungen unter Extremstress für die psychotherapeutische Behandlung von Traumafolgestörungen

Die wesentlichen Symtome der Posttraumatischen Belastungsstörung (PTBS) sind Übererregung, emotionale Betäubung sowie spezielle *Erinnerungsmodalitäten* wie Hypermnesie, Amnesie und Flashback-Rekollektionen. Die psychobiologische Komponente der PTBS stellt an die Therapie akuter und chronifizierter psychotraumatischer Belastungsstörungen spezifische Anforderungen, die vor Bekanntwerden dieser wissenschaftlichen Forschungsergebnisse in den unterschiedlichen Therapieansätzen noch nicht genügend berücksichtigt werden konnten. Insbesondere wurden zeitliche Persistenz der Symptomatik und ihre „Durchschlagskraft" in der therapeutischen Situation bislang unterschätzt, die erst in den neurobiologischen Forschungsergebnissen eine angemessene Erklärung finden (Bering et al., 2005). Für die Psychotherapie von Traumaopfern lässt sich vom neurobiologischen Standpunkt aus folgern, dass vor allem die Kontrollierbarkeit emotionaler Zustände wieder hergestellt werden muss.

Um es im neurobiologischen Kontext auszudrücken: Es geht darum, die Verbindung von Thalamus zum Großhirn, von der Amygdala zum Hippocampus und vom Hippocampus zum assoziativen Cortex wieder aufzubauen. Dies setzt kontrollierte Bedingungen voraus: einerseits ein ausreichend hohes affektives Niveau, in dem Neulernen möglich ist, andererseits ein Vermeiden von jeglicher Überstimulierung (Hyperarousal) und Unterstimulierung (Hypoarousal).

Ein weiterer, für die psychodynamische Traumatherapie relevanter, Bereich sind neurobiologische Grundlagen, die innerhalb der *Bindungsforschung* erarbeitet wurden. Fischer und Riedesser (1998) schlagen für chronisch verzerrte, letztlich ebenfalls traumatisierende Bindungsformen das Konzept des „Beziehungstraumas" vor. Inzwischen liegen Hinweise dafür vor, dass auch Bindungsstile über die Zeit verändert werden können – von einem unsicheren und desorganisierten Bindungsstil hin zu einem sicheren Bindungsstil ("earned secure bonding"; Schore, 1994, 2003). Die Fähigkeiten zur Selbstberuhigung und -tröstung lassen sich in einer tragfähigen therapeutischen Beziehung „nachholen". Aufgrund mangelnder Feinfühligkeit (attunement) der frühen Bezugspersonen und aufgrund von Mentalisierungsdefiziten konnten diese Fähigkeiten nicht früher erworben werden.

5.5 Zusammenfassung

Der übliche Vorgang der Informationsverarbeitung wurde aus neurobiologischer Sicht mit der Verarbeitung von Informationen verglichen, die aus traumatischen Situationen stammen. Veränderungen der zerebralen Verarbeitung bei Extremstress zeigen sich wie folgt:

- Die Zerstörung der Verbindung zwischen Thalamus und Cortex, der Verbindung zwischen Amygdala und Hippocampus sowie der Verbindung zwischen Hippocampus und Kortex hat zur Folge, dass letztlich alle traumassoziierten Stimuli zu einer unkontrollierten Angstreaktion in der Amygdala führen, die nicht durch frühere Erfahrungen modifiziert werden kann. Es kommt zu einer Diskonnektion von emotionalen, kognitiv-faktischen und autobiografischen Gedächtnissystemen.

- Extremstress führt zu einer gesteigerten Bildung von Stresshormonen in der Nebennierenrinde. Folge der Dysregulation der Hypothalamus-Hypophysen-Nebennierenrinden-Achse (Stressachse) sind intrusive Erinnerungen und Flashbacks (noradrenergen Hyperaktivierung), Zustände von Trance, Depersonalisation, Halluzination, Schlafstörungen, Depression und Apathie (Abfall der Serotoninkonzentrationen), gestörte Impulskontrolle, aggressive Durchbrüche und zwanghaften Reinszenierungen von traumabezogenen Verhaltensmustern (stressinduzierte serotoninerge Dysregulation) sowie eine traumainduzierte Freisetzung einer bizarren Bilderwelt und produktiv-psychotischer Symptome (erhöhte dopaminerge Aktivität, besonders in der Amygdala). Die über Opioide vermittelte psychosomatische Erstarrung (stressinduzierte Lähmung) und affektive Betäubung (freezing/numbing) erlaubt dem Organismus, einen überwältigenden Stress nicht oder kaum mehr wahrzunehmen und nicht exakt zu erinnern.

Die neurobiologischen Veränderungen unter Extremstress sind in der psychotherapeutische Behandlung von Traumafolgestörungen dahingehend zu berücksichtigen, dass die zeitliche Persistenz der Symptomatik in der therapeutischen Situation nicht unterschätzt werden darf. In der therapeutischen Arbeit geht es aus neurobiologischer Sicht vor allem darum, die Kontrollierbarkeit emotionaler Zustände wieder herzustellen.

Besonderes beachtet werden sollte, dass therapeutische Arbeit nur stattfinden kann, wenn einerseits ein hohes affektives Niveau vorhanden ist, andererseits Über- und Unterstimulation vermieden wird. Hoffnungsvoll stimmen Befunde aus der Bindungsforschung, wonach sich ein unsicherer und desorganisierter Bindungsstil zu einem sicheren Bindungsstil hin entwickeln kann.

6 Formen und Funktion der Erinnerung im Prozess der psychischen Integration traumatischer Ereignisse

Im folgenden werden die aufgeführten Untersuchungsergebnisse aus der Gedächtnispsychologie und Neurobiologie zur Erinnerung an traumatische Geschehnisse mittels des Prozessmodells zur Trauma-Integration (vgl. Kapitel 2) geordnet und differenziert.

Ich gehe von der Grobeinteilung der im Trauma-Integrationsmodell beschriebenen beiden Zyklen aus und fasse zusammen, welche Formen der Erinnerung in den jeweiligen Verarbeitungsphasen möglich sind.

Dabei versuche ich Probleme in der Erinnerungsfähigkeit möglichst phänomennah zu beschreiben und anhand der vorangegangenen theoretischen Überlegungen zu begründen.

6.1 Erinnerung im ersten Zyklus

Die nicht dem expliziten Gedächtnis zugänglichen Erinnerungen an traumatische Ereignisse werden im Trauma-Integrationsmodell weitgehend dem ersten Zyklus zugeordnet. Erinnerungen zeigen sich zu Beginn des Traumaverarbeitungsprozesses nicht in sprachlicher Form, sondern als intrusive Phänomenen wie Flashbacks, mit dem Trauma verknüpften Gefühlen, Albträumen und Inszenierungen. Aspekte traumatischer Situationen werden in dieser Phase der Taumaintegration auf der Bild- und Handlungsebene wiederholt.

Wie in den beiden vorangehende Kapiteln ausgeführt, wurde als erstes Ziel im therapeutischen Verarbeitungsprozess traumatischer Erfahrungen die Verwandlung impliziter Erinnerung in explizite und zugleich emotional angemessene Erinnerungsformen genannt. Aufgrund unterschiedlicher Abwehrformen kann die Erinnerung an traumatische Geschehnisse verhindert, erschwert oder inkorrekt sein. Mögliche Schwierigkeiten in der Erinnerungsfähigkeit sind die Abspaltung von Affekten wie auch von

Erinnerungsbildern einerseits, andererseits die fehlende Verbindung von Affekten mit Erinnerungsbildern der traumatischen Erfahrung. Im folgenden sollen die aufgeführten Probleme in Bezug auf die Erinnerungsfähigkeit anhand von kurzen Fallvignetten verdeutlicht und aufgrund der phasentypischen psychischen Prozesse begründet werden.

6.1.1 Fehlende Affekte und Erinnerungsbilder

Auch wenn keine Affekte und Erinnerungsbilder an traumatische Erfahrungen vorhanden sind, bedeutet dies nicht zwangsläufig, dass die traumatische Erfahrung ohne bleibende körperliche und psychische Folgen verarbeitet wurde. Auch Jahrzehnte nach traumatisch erlebten Geschehnissen können über Trigger Erinnerungsbilder an traumatische Ereignisse mit den damit einhergehenden Affekten ausgelöst werden, ohne dass sich die betroffene Person der zurückliegenden Traumatisierung bewusst ist.

Zum Beispiel fiel eine 30 jährige Frau bei einem Streit mit einem Arbeitskollegen im Lagerraum des Geschäfts, der im Keller platziert war, zu Boden. Ihr Mitarbeiter hatte sie angerempelt und sie hatte daraufhin das Gleichgewicht verloren. Als sie am Boden lag, sah sie das Bild eines Kellerraums, in den sie als fünfjähriges Kind eingesperrt worden war. Sie sah die Umrisse von Männern, die um sie herum standen und wusste plötzlich, dass sie in diesem Keller sexuelle Übergriffe erlebt hatte. Sie hatte 25 Jahre lang ihre schrecklichen Erlebnisse „vergessen".

Haben Traumatisierungen, die in Form von über Jahrzehnte hinweg abgespaltenen Erinnerungen keinen Zugang zum Bewusstsein haben, auch keine Auswirkungen auf das physische und psychische Befinden der Betroffenen? Bei der genannten Patientin muss diese Frage verneint werden. Sie war seit ihrer Kindheit stark übergewichtig. Es machte den Eindruck, als wollte sie sich mit ihrer Körperfülle eine Schutzschicht zulegen, um erneute Übergriffen von sich fernzuhalten. Der Körper wurde zum Ausdruck der Handlung, die in der traumatischen Situation nicht ausgeführt werden konnte.

Dass der Körper auch als Mittel zum Ausdruck seelischer Verletzung gebraucht werden kann, beschreibt Fischer (2007) am Beispiel der Behandlung einer Patientin mit einer über Jahre hinweg nicht heilenden Wunde. Im Verlauf der Behandlung konnte sich die Patientin an ein traumatisches Ereignis erinnern, das in ihrer Lebensgeschichte vorgefallen war. Zuvor hatte sie mit niemandem darüber gesprochen. In der Behandlung sah die Therapeutin eine zeitlang beim Wechsel der Wundverbände zu, ohne dabei selbst Hand anzulegen. Dies genügte, um die Wunde allmählich heilen zu lassen. Als Hintergrund dieser erstaunlichen Heilung kann man vermuten, dass die traumatische Erfahrung durch die Wunde zum Ausdruck gebracht worden war, so lange die Patientin nicht darüber reden konnte. Infolgedessen konnte sie nicht heilen. Sie war von der unverfügbaren symbolischen auf die Körperebene „verschoben" worden.

In beiden Beispielen wurde der Körper dazu benutzt, um präsymbolische Formen der Erinnerungen zum Ausdruck zu bringen – als Handlungsersatz oder als Ausdruck der seelischen Verletzung. Letzteres kann mit dem von Sigmund Freud eingeführten Konzept der „Konversion" in Verbindung gebracht werden. Hier tritt der Körper in seiner „Ausdrucksfunktion" in Erscheinung. Körperveränderungen als Ausdruck eines Handlungsersatzes beschreiben Fischer und Riedesser (1998) mit dem Konzept der gehemmten bzw. nicht möglichen Handlung in der traumatischen Situation.

6.1.2 Traumatische Affekte und fehlende Erinnerungsbilder

Traumatische Affekte, die nicht mit spezifischen Erinnerungsbildern verknüpft werden können, zeigen sich häufig in Form von Panikattacken. Erinnert wird lediglich der Affektzustand. Dieses Phänomen steht im Einklang mit Konzepten aus der Gedächtnispsychologie (Moser & von Zeppelin, 1996) und Neurobiologie, die die Blockade der Informationsverarbeitung als zentral erachten. Die Desynchronisation von expliziten und impliziten Gedächtnisfunktionen führt zur Trennung von kognitiven und emotionalen Aspekten. Traumatische Erfahrungen sind dem expliziten Gedächtnis nicht zugänglich und können damit nicht in Worten ausgedrückt werden. Zur Illustration kann das Beispiel einer Patientin dienen, die in ihrer Kindheit schwere sexuelle Übergriffe erfuhr.

Zu Beginn der Behandlung konnte sie sich nicht an diese Übergriffe erinnern. Sie hatte sich wegen schwerer Panikattacken gemeldet. Als die Therapeutin sie fragte, wann ihre Panikattacken auftauchen würden, schilderte sie Situationen, in denen sie einen Raum nicht verlassen konnte, wie zum Beispiel während einer Zugfahrt. Dass ihre Panik und Erstarrung den Affektzustand spiegelten, den sie bei sexuellen Übergriffen erlebt hatte, wusste weder die Patientin noch die Therapeutin in dieser Phase der Behandlung.

Erste Bilder des traumatischen Geschehens tauchten erst Wochen später auf, nachdem sie im Zug den Geruch eines Waschmittels roch, dass sie aus ihrer Kindheit kannte. Der Geruch des Waschmittels war zum „trigger" geworden, der zur Reaktivierung traumatischer Erfahrungen führte. Sie wusste plötzlich, dass ihr Vater nachts in ihr Zimmer gekommen war und „genau so" gerochen hatte. Das Zimmer, in dem die Übergriffe stattgefunden hatten, hatte sie als Käfig erlebt, aus dem es kein Entrinnen gab.

6.1.3 Erinnerung auf der Handlungsebene

Erinnerungen an traumatische Geschehnisse zeigen sich – wenn wir Handlung in ihren unterschiedlichen Funktionen präzisieren – über die Handlungsebene, auf der Handlungsebene und in der Handlung als Bewältigungsversuch. Die in 6.1.2 dargestellte Fallvignette kann als Beispiel dazu dienen, wie Erinnerung über die Handlungsebene vonstatten geht. Die Patientin wusste nicht, dass in einem Raum eingeschlossen zu sein für sie bedeutete, erneut Übergriffen ausgesetzt zu sein. Erst im Verlauf des therapeutischen Prozesses konnte sie erkennen, dass ihre Panikzustände mit ihren traumatischen Erfahrungen verknüpft waren.

Erinnerungen auf der Handlungsebene zeigen sich vor allem bei Kindern, die traumatische Erfahrungen im Spiel wiederholen. Wie im dritten Kapitel ausgeführt (Terr, 1988) ist die Fähigkeit, das traumatische Erlebnis zu einem späteren Zeitpunkt zu verbalisieren, bei Kindern unter 28 bis 36 Monaten stark eingeschränkt. Lediglich das verhaltensmäßige oder prozedurale Gedächtnis kann ziemlich genau und wahrheitsgetreu die erlebte Traumatisierung reproduzieren. Erst wenn das Kind zum Zeitpunkt der Traumatisierung älter als zweieinhalb bis drei Jahre ist (im Durchschnitt waren es viereinhalb Jahre), kann es einen Teil des Geschehens verbal erinnern.

Erinnerungen, die in der Handlung als Bewältigungsversuch zum Ausdruck kommen, sind in jeder Traumatherapie zu beobachten. Ein Phänomen, dass mir in diesem Zusammenhang besonders wichtig erscheint, ist das Aufrechterhalten erster Bewältigungsversuche der traumatischen Erfahrung, auch wenn diese aktuell ihre Zweckmäßigkeit verloren haben. Ein Beispiel hatte ich in der Einleitung bereits erwähnt: Ein Patient, der bei einem Brand in seiner Wohnung nur knapp einer Rauchvergiftung entgegangen war, musste beim Betreten eines Raumes sofort das Fenster öffnen. Diese zwanghaft anmutete Handlung war in der Aktualität sinnlos. Die Unterscheidung zwischen traumatischer Vergangenheit und aktueller Lebenssituation war verloren gegangen. Die Erinnerung an die traumatischen Geschehnisse war bei diesem Mann zwar vorhanden, aber er verwechselte die Gegenwart mit der traumatischen Vergangenheit. Er konnte in aktuellen Situationen nicht unterscheiden, ob diese wirklich gefährlich bzw. schädigend waren oder ob es sich um Situationen handelte, in denen keine erneute Traumatisierung zu befürchten war.

Gottfried Fischer und Peter Riedesser (1998) fassen diese ersten Bewältigungsversuche, die mit der traumatischen Situation eng verknüpft sind, mit dem Begriff des „traumakompensatorischen Schemas“ (TKS) zusammen (vgl. Abschnitt 4.2.2.2). Wie ausgeführt, erfasst das TKS Antworten auf drei Fragen, die alle traumatisierten Menschen beschäftigen:

- Warum ist das gerade mir passiert?
- Was kann ich tun, dass ich niemals mehr so etwas Schreckliches erlebe?
- Und was kann ich tun, damit ich nicht mehr am Erlebten leiden muss?

Diese subjektiven Erklärungsversuche sind handlungsleitend und können das Leben der Betroffenen nach einer traumatischen Erfahrung wesentlich prägen. Frau M. – die Patientin, die in ihrer Kindheit schwere sexuelle Übergriffe erlebte – hatte zum Beispiel die Phantasie entwickelt, dass ihre Nähewünsche den sexuellen Missbrauch provoziert hätten. In der Folge vermied sie Nähe zu anderen Menschen und ersetzte Beziehungen durch Tabletten und Alkohol. Wie das Beispiel verdeutlicht, ist es wichtig, irrationale Begründungen zu korigieren, damit Traumaopfer nicht krank werden und in ihrer Lebensbewältigungsfähigkeit wesentlich eingeschränkt bleiben.

6.1.4 Traumatische Affekte und Phantasien

Ein Phänomen, das zu vielfältigen Diskussionen Anlass gab, ist die Verknüpfung traumatischer Affekte mit Phantasien, die nicht der traumatischen Situation entsprechen. Zum Beispiel berichtete eine Patientin von Morden durch eine Satanssekte, die sie als Kind beobachtet hatte. Sie selbst konnte sich aber zum Zeitpunkt des Gesprächs nicht an konkrete Situationen erinnern. Ihre Berichte blieben allgemein und beinhalteten keine konkreten Bilder wie zum Beispiel Flashbacks, die Episoden traumatischer Erfahrungen abbilden.

Erst als der psychische Zustand der Patientin stabilisiert war, tauchten verschlüsselt in Träumen erste Bilder traumatischer Erfahrungen auf, in denen der Vater als Täter erkennbar wurde. Ihr Vater hatte sie schwerst körperlich misshandelt und sexuelle Übergriffe verübt. Die Patientin hatte ihre heftigen Affekte mit Vorstellungen von unmenschlicher Gewalt zu verstehen versucht, konnte sich aber zu Beginn der Behandlung nicht an die tatsächlich erfahrenen Traumatisierungen durch ihren Vater erinnern.

6.1.4.1 Deckerinnerungen

Wie können die zu Beginn der Behandlung geschilderten Phantasien der Patientin verstanden werden und welche Funktion erfüllen sie? Es drängt sich auf, die Phantasien der Patientin mit dem Begriff „Deckerinnerungen" in Verbindung zu bringen. Bei der Deckerinnerung handelt es sich um eine Erinnerung aus der Kindheit, die durch besondere Klarheit und Überschärfe der Details bei zugleich relativ bedeutungslosem Inhalt gekennzeichnet ist. Bereits Freud hat deren Entstehungsmechanismen in seinen Arbeiten" „Über eine Deckerinnerung" (1899) und „Zur Psychopathologie des Alltagslebens" (1901) beschrieben. Deckerinnerungen werden nach Freud aus einer Kombination von Verdrängtem und Ersatzbildungen gebildet. Ähnlich wie Träume, Symptome und Fehlerinnerungen von Namen entstehen sie aufgrund einer Kompromissbildung zwischen verdrängtem Inhalt und Abwehr. „Die Entstehung erfolgt nach den Regeln der Assoziationspsychologie durch Verschiebung auf harmlose Erinnerungsbilder, die eine Ähnlichkeit mit den ursprünglichen aufweisen oder durch räumliche und zeitliche Kontiguität mit ihnen verbunden sind. Als weitere Mechanismen der Entstellung finden sich symbolische Darstellung und Verdichtung" (Kerz-Rühling, 2002, S.119).

Das Konzept der Deckerinnerungen erfuhr seit Freud nur unwesentliche Modifikationen. Ein Hinweis, der für das vorliegende Thema interessant erscheint, findet sich bei Greenacre (1967): Ob Deckerinnerungen gebildet werden, hänge von der Stärke der Ich-Fähigkeiten im Verhältnis zur Intensität traumatischer Erfahrungen ab. Dabei könne die Deckerinnerung selbst oft einen traumatischen Inhalt aufweisen, der jedoch im Vergleich zur realen traumatischen Erfahrung harmloser sei.

Die von der erwähnten Patientin beschriebenen Erinnerungen waren nicht klar. Sie konnte keine konkreten Situationen berichten, und die von ihr geschilderten Inhalte waren entsetzlich. Zudem wies die Patientin starke Ich-Funktionsdefizite auf, die vor allem die Selbst-Objektdifferenzierung und die Realitätswahrnehmung betrafen. Offensichtlich handelte es sich bei den von ihr beschriebenen Phantasien nicht um Deckerinnerungen, sondern um die Wirkung anderer Mechanismen und Prozesse.

Während bei Deckerinnerungen die Symbolisierung der traumatischen Erfahrung vorhanden war, aber die Wahrnehmung der traumatischen Erlebnisse durch Verschiebung abgewehrt werden muss, scheint bei der erwähnten Patientin die Symbolisierung der traumatischen Erfahrung noch nicht möglich geworden zu sein. Sie litt an Panikattacken, konnte ihre überwältigenden Gefühle aber nicht mit konkreten Erinnerungen in Verbindung bringen. Die von ihr geschilderten Vorstellungen von extremer Gewaltausübung entsprachen ihrem affektiven Erleben, aber nicht den erlittenen Traumatisierungen. Die Patientin konnte nicht zwischen Phantasie und Realität unterscheiden. Diese Unfähigkeit der Differenzierung war nicht Resultat einer Abwehr, sondern einer Strukturschwäche. Bei strukturschwachen Patienten oder psychotischen Mechanismen muss diesem besonderen Sachverhalt Rechnung getragen werden.

Erst in einer späteren Behandlungsphase, als die Patientin ihre traumatischen Erfahrungen zunehmend kognitiv und emotional erfassen konnte, wurde eine andere Abwehrbewegung deutlich. Unklare Erinnerungen hatten die Funktion, ihren Vater zu schützen, um den Schmerz, dass ihr Vater ihr all die schrecklichen Dinge angetan hatte, nicht spüren zu müssen und um das Bild des „nur guten“ Vaters aufrecht erhalten zu können.

6.1.4.2 Die „False-Memory-Debatte”

Mit der Frage nach der Korrektheit von Erinnerungen an traumatische Geschehnisse ist eng eine Debatte geknüpft, die vor allem in den 80er und 90er Jahren in der USA geführt wurde. Dieser Diskussion ging eine Gesetzesänderung voran, nach der das Phänomen der „recovered memories“ vor Gericht anerkannt wurde. Als Folge dieser Gesetzesänderung kam es zu einem angeblichen Boom von Verurteilungen wegen Kindesmissbrauchs auf der Grundlage von wiedererlangten Erinnerungen. Die Frage nach der Zuverlässigkeit und Glaubhaftigkeit dieser recovered memories wurde zum Gegenstand der „False-Memory-Debatte”. Es wurde sogar eine „False Memory Syndrome Foundation“ (FMSF) gegründet, in der vor allem Eltern aktiv wurden, die von ihren Kindern wegen sexueller Übergriffen angezeigt worden waren.

In dieser polemisch geführten Debatte wurde und wird nicht zwischen verschiedenen Formen der Erinnerung unterschieden. Traumaopfern wird vielmehr die tatsächliche Erfahrung traumatischer Ereignisse abgesprochen. Erinnerungen seien die Auswirkung suggestiver therapeutischer Techniken und folglich lediglich Phantasien des Patienten. Im Zuge dieser Diskussion kam es zu zahlreichen Untersuchungen, in denen die Hypothese überprüft wurde, dass Menschen mit „recovered memories“ leichter durch therapeutische Techniken zu beeinflussen seien als Personen, die nicht von solchen Erinnerungen berichtet hatten. Diese Hypothese konnte weitgehend nicht bestätigt werden (Hinkelday & Fischer, 1988).

Dalenberg (1996), deren Studie zur Adäquatheit von traumatischen Erinnerungen bereits in Abschnitt 4.2.4.3. (Intersubjektivität und die Wahrheit lebensgeschichtlicher Erkenntnis) vorgestellt wurde, weist darauf hin, dass traumatische Ereignisse ungenau oder verzerrt erinnert werden können. Im Einzelfall kann es zu Vermischungen von wahren und falschen Erinnerungen kommen, aber sie fand keine Hinweise auf gänzlich erfundene Erinnerungen an Missbrauch. Kontinuierlich verfügbare und wieder verfügbare Erinnerungen unterscheiden sich nicht in ihrer Adäquatheit. Ihre Probanden erinnerten sich sehr genau an den Kern des Ereignisses, allerdings nicht so adäquat an periphere Details. Spätere Ereignisse können Erinnerungen relativieren. Die Gründe, warum Erinnerungen nicht Abbilder vergangener Erfahrungen sind, sind immer durch die Aktualität bestimmt. Die Aktualität bedeutet in diesem Zusammenhang die subjektive Bereitschaft, auch schmerzliche Einsichten ertragen zu können – wie im vorangegangenen Beispiel die Erkenntnis der Patientin, dass sie der eigene Vater, den sie liebte, schwer geschädigt hatte.

6.1.5 Erinnerungen in bestimmen Teilpersönlichkeiten

Patienten mit einer dissoziativen Identitätsstörung können sich nur in bestimmten Teilpersönlichkeiten an traumatische Erfahrungen erinnern. Die zustandsgebundene Erinnerung ist bei dieser Patientengruppe besonders ausgeprägt, da vor allem horizontale Abwehrmechanismen den Umgang mit Erinnerungen an traumatische Gegebenheiten prägen. Die unterschiedlichen Persönlichkeiten werden abwechselnd, aber nie gemeinsam sichtbar und zeigen getrennte Gedanken, Erinnerungen, Verhaltensweisen und Gefühlsäußerungen. Der Wechsel von einer Person zur anderen wird nicht wahrgenommen (Putnam, 1989). An das Handeln der jeweils „anderen" Personen kann sich der Betroffene entweder nicht – oder nur schemenhaft – erinnern oder erlebt es als das Handeln einer fremden Person.

Die unterschiedlichen „Personen" könnten dem Zweck dienen, sich an widersprüchliche Umwelt- und Überlebensbedingungen anzupassen.

Häufig finden sich Teilpersönlichkeiten mit bestimmten Aufgaben, etwa Schutzpersonen, Kontrollpersonen und Personen, welche die täglich anfallende Routine erledigen. Bis heute ist das Konzept der multiplen Persönlichkeitsstörung sehr umstritten. Kritiker bezeichnen die Diagnose als Erfindung der Therapeuten: Sie hätten ihren Patienten die Persönlichkeitsspaltung „eingeredet" bzw. während des suggestiblen Trancezustands einer Hypnose induziert. Ähnlich wie in der „False-Memory-Debatte" wird Vertretern des Konzepts vorgeworfen, die aktive Fragetechnik rufe die erwarteten Symptome selbst hervor (Stoffels & Ernst, 2002).

Dem widerspricht die klinische Erfahrung. Die Diagnosestellung weist bei dieser Patientengruppe jedoch besondere Schwierigkeiten auf. Die von den Patienten geschilderten Symptome werden häufig als Wahnbildungen missinterpretiert. In Anbetracht der für diese Patientengruppe typischen Spaltungsprozesse ist eine schizophrene oder Borderline-Störung zu vermuten.

6.2 Erinnerung im zweiten Zyklus

In der ersten Phase des Bearbeitungsprozesses sind traumatische Erinnerungen häufig exakte Wiederholungen des traumatischen Geschehens wie z.B. in Form von Flashbacks oder Albträumen. Im zweiten Zyklus der Traumabearbeitung sind Erinnerungen nicht bloße Reproduktionen der Vergangenheit, sondern Narrative, die überarbeitet wurden und nicht mehr der traumatischen Situation in allen Aspekten entsprechen müssen. Traumatische Affekte werden mit Konflikten verknüpft, die wiederum Abwehrprozesse auslösen. Und diese können wiederum zu Wahrnehmungsverzerrungen in dem Sinne führen, dass bestimmte Realitätsaspekte nicht realisiert werden dürfen (Barwinski Fäh, 2005). Wie van der Kolk und Fisler (1995) betonen, bleibt jedoch im Unterschied zu nicht-traumatischen Erfahrungen nach einer Traumatisierung auch weiterhin ein Teil der Erinnerung in Form von dissoziierten Erlebniszuständen bestehen.

Probleme in der Erinnerungsfähigkeiten zeigen sich in diesem Verarbeitungszyklus in vielfältiger Weise. Wie ich im Folgenden zu zeigen versuche, werden Form und Inhalt der Erinnerungen vor allem durch die Abwehr bestimmt. Abhängig davon, welcher Abwehrmechanismus vorherrscht, wird selektiv erinnert, fehlen Gefühle oder zeigen sich Wahrnehmungsverzerrungen in dem Sinne, dass die Motive des Täters nicht realisiert werden dürfen. Anders als im ersten Zyklus der Traumabearbeitung herrschen vertikale Kontrollmechanismen vor. Im zweiten Zyklus bleibt die Kohärenz der Persönlichkeit erhalten, aber der Selbstbezug zu gewissen Gefühlen und Erinnerungsbildern scheint verloren gegangen zu sein.

6.2.1 Hierarchie der zu bearbeitenden Konflikte

Die Abfolge der Konfliktverarbeitung im Verlauf des Trauma-Integrationsprozesses variiert einerseits entsprechend der subjektiv vorhandenen vorbestehenden Konflikte, andererseits gibt es auch bestimmte Einsichten, die geleistet werden müssen, damit der Prozess der Traumaintegration fortfahren kann. In der bereits erwähnten eigenen Studie (Barwinski Fäh, 2005), in der drei Langzeitverläufe von schwer bis mittelschwer traumatisierten Patienten untersucht wurden, ließ sich zeigen, dass die Lösung bestimmter Konflikte bzw. Entwicklungsschritte Vorbedingung ist, um notwendige folgende Aufgaben im Integrationsprozess anzugehen. Bei genauer Betrachtung der Abfolge der zu lösenden Konflikte wird deutlich, dass zu Beginn der Behandlung vor allem solche Konflikte im Vordergrund stehen, die durch die traumatische Erfahrung entstanden sind. Erst im weiteren Verlauf muss für Konflikte aus der prätraumatischen Vorgeschichte eine Lösung gefunden werden.

Einschränkend bleibt zu erwähnen, dass alle Patienten der eigenen Studie u.a. schwere Beziehungstraumata erlitten hatten. Inwieweit die Befunde auf andere Formen der Traumatisierung übertragen werden können, müsste in weiteren Studien überprüft werden.

Befundlage zur Abfolge der zu bearbeitenden Konflikte.– Die wichtigsten Befunde über die Abfolge der zu bearbeitenden Konflikte lassen sich so zusammenfassen:

1. Die Wiedererinnerung an traumatische Situationen und der Zugang zum traumatischen Erleben wird erst möglich, wenn die Fähigkeit vorhanden ist, äußere Realität von inneren, psychischen Vorgängen zu unterscheiden. Erst die Einsicht, dass die Gefahr nicht von außen kommt, sondern innere Ängste als bedrohlich erlebt werden, macht eine seelische Verarbeitung traumatisierender Erfahrungen möglich. Erst mit diesem Einsichtsschritt können zurück liegende traumatische Geschehnisse zeitlich eingeordnet und damit als Erinnerung wahrgenommen werden.
2. Nach der Auflösung der Abwehr gegen das Wiedererinnern wird der weitere Behandlungsverlauf durch unterschiedliche Abwehrmechanismen gegen die subjektive Bedeutung der traumatischen Situation bestimmt. Im Zentrum steht in dieser Behandlungsphase bei Beziehungstraumata die Schwierigkeit, den Täter als Täter zu erkennen. Voraussetzung zur Lösung dieser Aufgabe ist, dass die Polarisierung in „nur gut" und „nur böse" in Frage gestellt werden kann. Erst dann kann der Täter in seiner realen Gespaltenheit erkannt und entidealisiert werden. Und die Vorstellung eines guten inneren Objekts wird durch die Wahrnehmung der eigenen Aggression nicht bedroht.
3. In der folgenden Behandlungsphase verändert sich die Dynamik im Verarbeitungsprozess in dem Sinne, dass vorbestehende Konflikte den Verarbeitungsprozess zu bestimmen beginnen. Welche Konflikte zu einer Lösung gebracht werden müssen, wird durch die eigene Vorgeschichte bestimmt (Wurmser, 1996, 1998).
4. Die Verbindung von traumatischen Situationen mit vorbestehenden Konflikten kann in dieser Behandlungsphase zu einer Verstärkung der mit diesen Konflikten einhergehenden Erlebniszustände führen. Um die Affekte zu mildern, sollte die Verbindung von traumatischen Situationen mit den entsprechenden Konflikten gedeutet werden. Wenn verstanden wird, wie traumatische Situationen mit Konflikten verknüpft sind, lässt sich die subjektive Bedeutung der traumatischen Situation erkennen und erleichtert, die traumatisierenden Erfahrungen in einen sinngebenden Kontext zu stellen.

Wieweit für die zu bearbeitenden Konflikte eine Lösung gefunden werden kann, zeigt sich im Inhalt der Erinnerung sowie in den begleitenden Affekten, die vom Patienten zum Ausdruck gebracht werden. Erinnerungen sind im zweiten Zyklus der Traumabearbeitung somit Hinweise für Konfliktlösungen, können aber auch – wie im Folgenden zu zeigen zu sein wird – Ausdruck der Abwehr sein.

Um beurteilen zu können, ob Erinnerungen Abwehrprozessen dienen oder Indikatoren für Einsichtsprozesse sind, diente mir in der erwähnten eigenen Untersuchung das Dialektische Veränderungsmodell von Gottfried Fischer (1989) als heuristisches Bezugssystem. Im Folgenden soll dieses Modell in seinen Grundzügen kurz dargestellt werden, da dessen Kenntnis das Verständnis unterschiedlicher Formen und Funktion von Erinnerungen erleichtert.

Das psychodynamisch-dialektische Veränderungsmodell (DVM).– Dem psychodynamisch-dialektischen Veränderungsmodell (DVM) liegt die Annahme zugrunde, dass über Prozesse der „Dekonstruktion“, „Konstruktion“ und „Rekonstruktion“ Veränderung möglich wird. Ein Veränderungsvorgang setzt sich folgendermaßen zusammen:

1. aus dem Arbeitsbündnis als der tragfähigen therapeutischen Beziehung, die sich im Verlauf der Therapie zwischen Therapeut und Patient herausbildet.
2. aus der Übertragungsbeziehung, die durch oft traumatisch verzerrte Beziehungsvorstellungen des Patienten gekennzeichnet ist. Diese geraten dann in der Dekonstruktionsphase in ein produktives, für den Patienten erlebbares Spannungsverhältnis zu einander.

Zum Beispiel wiederholte Herr P. in seinen Beziehungen zu Frauen immer wieder das gleiche Beziehungsmuster: Er suchte symbiotische Nähe und musste sich dann abrupt trennen, um sich aus diesen „erstickenden Beziehungen“ überhaupt lösen zu können. Genetischer Vorläufer dieses Beziehungsmusters war die Beziehung zu seiner einengenden, aber emotional vernachlässigenden Mutter. In der analytischen Beziehung geriet er in das gleiche Dilemma. Er fühlte sich durch die Analyse eingeengt und wollte sich aus dieser qualvollen Abhängigkeit lösen. Der Analytiker wurde in das Abhängigkeitsdilemma des Patienten verstrickt. In der Gegenübertragung spürte er den Impuls, den Patienten entweder von sich zu stoßen, wütend oder gekränkt durch dessen „Trotz“ und ewiges Zögern, oder ihn vereinnahmend und autonomiegefährdend festzuhalten. Erst nachdem der Analytiker diese beiden Reaktionen innerlich überwunden hatte, konnte er dem Patienten auch gefühlsmäßig überzeugend vermitteln, dass er ihn weder wegschicken noch binden wolle.

Eine solche Erfahrung führt in der letzten Phase zu einem Neuentwurf des bisherigen pathogenen Beziehungsschemas, einer „Konstruktion“ im Übergang zu einer Meta-Ebene von Erleben und Verhalten. Zum Beispiel musste Herr P. die Behandlung nicht abbrechen, weil ihm folgender Konstruktionsschritt möglich geworden war, der sinngemäß so formuliert werden kann: Ich habe gemerkt, dass ich gehen kann, also kann ich bleiben: „Für jemanden, der ‚Fortgehen' und ‚Bleiben' niemals als einen unvereinbaren Gegensatz erfahren hat, mag diese ‚Konstruktion' banal erscheinen. Die kreative Leistung dieses Veränderungsschritts scheint aber (...) vor allem darin zu bestehen, Fortgehen und Bleiben als äußere Tätigkeiten und ihren Gegensatz als einen äußeren zu negieren (...) Solange Herr P. ‚Gehen' und ‚Bleiben' nur als äußeren Gegensatz begreifen konnte, musste er real gehen, d.h., die Beziehung abbrechen, wann immer er die ‚Tendenz zu gehen', also einen Konflikt, einen Trennungswunsch, in sich verspürte.“ (Fischer, 1989, S. 232-233). Von dieser Meta-Ebene aus wird das bisherige pathogene Beziehungsschema auch in seinen historischen Voraussetzungen, seiner lebensgeschichtlichen Verankerung rekonstruiert, d.h. aufgearbeitet und auf die neue Ebene „hinaufgehoben“ (Fischer, 2000, S. 43).

Nach Abschluss eines solchen Veränderungszyklus ist von der neu erreichten Stufe aus der nächste Veränderungsschritt möglich. Jetzt wird die gefundene Konfliktlösung an anderen Themen, in anderen Erfahrungsbereichen, in anderen lebensgeschichtlichen Zusammenhängen erprobt. Rekonstruktionsprozesse, denen Prozesse der Dekonstruktion und Konstruktion voran gegangen sein müssen, zeigen sich in Form von Erinnerungen. Die Erinnerung an die eigene Geschichte verändert sich entsprechend dem Lösungsstand zentraler Konflikte. Zum Beispiel konnte sich Herr P. erst dann an Vernachlässigung und entmündigendes Verhalten der Mutter erinnern, nachdem ihm der zuvor beschriebenen Konstruktionsschritt gelungen war. Erst als er sein konflikthaftes Beziehungsschema erkannt hatte und ihm der Schritt von der Handlung zur Vorstellung gelang, konnte er auch die Vergangenheit kritisch und realitätsgerechter betrachten. Seine Mutter hatte ihn vernachlässigt und gleichzeitig eingeengt und narzisstisch missbraucht.

Im Folgenden versuche ich unterschiedliche Formen und Funktionen von Erinnerungen im zweiten Zyklus der Traumaverarbeitung aufzuzeigen. Als Grobgliederung dient mir die Unterscheidung zwischen Konflikten, die durch die traumatische Situation entstanden sind und prätraumatisch vorhanden Konflikten, die durch traumatische Erfahrungen verschärft wurden. Den genannten, in ihrer Genese unterschiedlichen, Konflikten werden Affekte zugeordnet, über die der zugrundeliegende Konflikt fassbar wird, sowie Erinnerungsformen, die entweder Abwehrzwecken dienen oder als Rekonstruktionsprozesse verstanden werden sollten.

6.2.1.1 Durch die traumatische Situation entstandene Konflikte

Schuld- und Schamgefühle zum Schutz des Täters.– Vor allem bei traumatischen Erfahrungen, die den Opfern durch zentrale Bezugspersonen zugefügt wurden, löst die kognitive und emotionale Wahrnehmung der traumatischen Situation Wut auf den Täter aus. Das Erleben der Wut kann jedoch mit Verlassenheitsängsten einhergehen. Damit scheint die Vorstellung verknüpft zu sein, die eigene Wut könnte die Verbindung zum Objekt zerstören oder Rache in Form von Verlassenwerden provozieren. Um eine „gute“ Objektrepräsentanz des Täters wahren zu können, werden Gefühle wie Wut und Rachewünsche abgewehrt, und nicht – wie im ersten Zyklus – die Wahrnehmung der traumatischen Realität. Die mit der Erinnerung an traumatische Erfahrungen einhergehenden Affekte haben sich damit verändert. Statt überwältigender Affektzustände – dem „trauma-state“ – fühlen sich die Betroffenen Gefühlen ausgesetzt, die als Resultat der Abwehr verstanden werden müssen.

Zum Beispiel empfand sich Frau M. – die Patientin, die in ihrer Kindheit schweren sexuellen Missbrauch durch ihren Großvater erfuhr – selbst als böse und ihren Körper als abstoßend und übelriechend. Erst als sie realisieren konnte, was der Großvater ihr angetan hatte, erinnerte sie sich an den Schmutz in ihrer damaligen Wohnung und den abstoßenden Körpergeruch des Großvaters. Ihre Schuld- und Schamgefühle konnten als Ausdruck der Abwehr verstanden werden, um den Täter zu schützen.

Die durch die Auflösung der Wahrnehmungsabwehr resultierende Wut auf das traumatisierende Objekt wird mittels falscher Schuldzuweisungen abgewehrt, denen eine kompensatorische Umkehrung der Täter- und Opferrolle zugrunde liegt. Vorwürfe gegen das Objekt wurden gegen das eigene Selbst gerichtet und irrational begründet. Deshalb fühlen sich Traumaopfer häufig schuldig und schlecht, obwohl diese Gefühle in deutlichem Kontrast zur erlebten Realität stehen. Dem Mechanismus der Umkehrung liegen drei Prozesse zugrunde:

1. die Opferrolle wird in den Täter projiziert,
2. die Repräsentanz des Täters wird ins eigene Über-Ich introjiziert und
3. die Aggression wird gegen das eigene Selbst gerichtet.

Die Projektion der Opferrolle in den Täter zeigte sich bei Frau M. zum Beispiel darin, dass sie Mitleid mit ihrem Großvater hatte. Die Introjektion der Repräsentanz des Täters ins eigene Über-Ich spiegelte sich im Selbsterleben, böse und schlecht zu sein, oder im Ekel vor ihren Körper, obwohl sie eine junge, gepflegte Frau war. Die Wendung der Aggression gegen das eigene Selbst wurde in ihrer Selbstverurteilung und einer depressiven Grundstimmung deutlich, die in einen suizidalen Zustand übergehen konnte. Ziel der genannten Mechanismen ist die Milderung der Angst vor innerem Objektverlust, einer Angst die bei Beziehungstraumata ausgeprägt erscheint, aber nicht auf diese beschränkt bleibt.

Ich möchte in diesem Zusammenhang noch auf zwei Formen der Idealisierung hinweisen, die unterschiedliche Funktionen erfüllen: die Idealisierung des traumatisierenden Objekts und die Idealisierung des guten Objekts. Die Idealisierung des traumatisierenden Objekts wird in einer Überschätzung seiner Möglichkeiten und Fähigkeiten deutlich: Aufgrund der Spaltung der Selbst- und Objektrepräsentanzen in „gut" und „böse" wird das Objekt als übermächtig und „nur gut" wahrgenommen. Die zuvor geschilderte Fallvignette ist für diesen Mechanismus ein Beispiel.

Die Idealisierung des guten Objekts hat eine andere Funktion. Hier dient die Idealisierung nicht primär der Aggressionsabwehr, sondern der Abwehr von Ohnmacht und Hilflosigkeit. In der eigenen Untersuchung konnte gezeigt werden: Bevor Erinnerungen an traumatische Situationen möglich werden, statten Patienten die Repräsentanz eines guten Objekts bzw. des Analytikers mit großer Macht aus, um diese als idealisiertes inneres Objekt zu bewahren, das sie vor Hilf- und Schutzlosigkeit behüten kann.

Erinnerung als Abwehr: Selektive Erinnerungen zum Schutz des Täters.– Neben modifizierten Affekten kann die Erinnerung an Erfahrungen mit der traumatisierenden Bezugsperson zu Abwehrzwecken selektiv sein. Bei Frau M., die schweren sexuellen Missbrauch durch den Großvater erlitten hatte, zeigten sich Erinnerungen, die vor allem dazu dienten, das Bild des nur guten Großvaters aufrecht zu erhalten, besonders deutlich.

Frau M. konnte sich im ersten Drittel der Behandlung nur an gute Momente mit dem Großvater erinnern. Zum Beispiel beschrieb sie der Analytikerin ausführlich, wie der Großvater mit ihr „Eile mit Weile" gespielt habe oder am Fenster stand und auf sie wartete, wenn sie nach den Ferien zu ihm nach Hause kam. Dass sie als einziges Kind nicht vom Bahnhof abgeholt wurde und den schweren Koffer alleine tragen musste, hatte sie „vergessen". Erst als ihre Aggressionskonflikte soweit bearbeitet waren, dass die Wahrnehmung der eigenen Wut und Enttäuschung nicht mehr zu tiefen Verlassenheitsängsten führte, konnte sie sich an Erniedrigungen und Quälereinen durch den Großvater erinnern (Barwinski Fäh, 2005, S. 244). Mit der Auflösung der Abwehr gegen die Wahrnehmung der subjektiven Bedeutung der traumatischen Situation bzw. der Wahrnehmung des Täters als Täter verändert sich die Erinnerungsfähigkeit in dem Sinne, dass Erinnerungen weniger selektiv sind und damit vollständiger bezüglich Realitätswahrnehmung werden.

Erinnerung als Ausdruck der Konfliktlösung.– Umgekehrt können Erinnerungen Ausdruck einer Konfliktlösung sein, das heißt – wie im dialektischen Veränderungsmodell beschrieben – einen progressiven Entwicklungsschritt widerspiegeln. Zum Beispiel konnte Frau A., die von ihrem Vater körperlich misshandelt worden war, mit Hilfe ihrer Erinnerungen die Konfusion zwischen Täter- und Opferrolle klären. Erinnerungen, die sie berichtete, ließen erkennen, dass sie den Vater als Täter erkennen konnte, der Verantwortung für sein Handeln trägt.

Zur Illustration zitiere ich eine Aussage der Patientin, die sie in der 63. Sitzung gegenüber ihrem Analytiker machte: „Als er aus seiner Stelle gejagt wurde wegen Misswirtschaft und Betrügereien und er das Gewehr ergriff, um den Arbeitgeber zu töten, versteckten wir ihn, gaben ihm recht und kauften ihm sogar ein Haus: ‚Der arme Vater konnte es selbst nicht erreichen, da andere es ihm immer verpfuscht haben,' sagte ich mir, als ich ihm das Geld gab.... Ich glaubte bis zum Zeitpunkt, als ich hierher kam vor sechs Monaten, dass mein Vater das Opfer sei und dass es meine Verantwortung sei, ihm das Leben zu verbessern" (Barwinski Fäh, 2005, S. 201).

Mit dieser Erkenntnis konnte sie eigene Aggressionen wahrnehmen, ohne in ihrem Erleben zur Täterin zu werden. Zuvor hatte sie Situationen, in denen er sie erniedrigte und schlug, „vergessen". Auch sie hatte selektiv erinnert, um das Bild des „guten" Vaters aufrechtzuerhalten.

Erinnerungen verbessern und spiegeln das aktuelle Selbstgefühl.– Erinnerungen zeigen, wieweit es gelungen ist, die Identifikation mit dem Täter aufzulösen und das eigene Selbstgefühl zu stärken.

Zum Beispiel gebrauchte eine Patientin, die schwerst sexuell missbraucht worden war, ihre Erinnerung dazu, um für sich Mitgefühl aufzubringen: „Ich hatte nie geglaubt, dass ich das, was geschehen war, so klar erkennen und erzählen könnte. Ich habe mich immer bemüht, dass ich all das vergessen würde und dass es mir dann besser gehen würde. Heute merke ich, dass das Gegenteil zutrifft. Die Erinnerung macht mich frei und gibt mir ein besseres Gefühl. Ich bin froh, dass ich das so klar erkennen kann. Es geht mir heute besser, ich spüre mich wieder" (Barwinski Fäh 2005, S. 131).

Fischer und Riedesser (1998) sprechen in diesem Zusammenhang von der Fähigkeit zur Objektspaltung oder Objektanalyse, die das Opfer davon befreit, den Täter als nur gut oder nur negativ zu sehen. Nur gut erscheint der Täter, im Falle einer engen Bezugsperson, solange ihn das Opfer aus

Selbstschutz- und Sicherheitsgründen idealisieren muss. Entsprechend negativ wird das Selbstbild beurteilt, indem es alle Schuld auf sich nimmt und die Anklagen gegen sich richtet. Bei der gänzlich negativen Sicht einer traumatogenen Bindungsfigur werden deren auch liebenswerte, positiven Seiten verleugnet. Im therapeutischen Stadium der Objektspaltung können die negativen und positiven Seiten des Täters wahrgenommen, er kann in seiner realen Gespaltenheit erkannt und entidealisiert werden. Komplementär kann auch das Selbst sich von Schuldzuschreibungen befreien, seine Dissoziation aufheben und sich aus der Abhängigkeit lösen. Damit einher geht ein verbessertes Selbstbild und eine realitätsgerechtere Selbstwahrnehmung, die in echtem Mitgefühl für sich selbst zum Ausdruck kommen kann.

Erinnerungen als Ausdruck für die Festigung einer guten Objektrepräsentanz.– Mit der Wahrnehmung des Täters geht die Angst vor innerem Objektverlust einher. Diese Angst scheint nicht nur auf Beziehungstraumata beschränkt zu sein, sondern zeigt sich bei allen Formen der Traumatisierung. Bei Traumaopfern scheint die Fähigkeit zur Aufrechterhaltung der Vorstellung eines guten Objekts nur eingeschränkt vorhanden zu sein. Aufgabe jeder Traumatherapie ist folglich, die Vorstellung eines guten, inneren Objekts wieder herzustellen oder zu festigen. Über Erinnerungen wird deutlich, wieweit dieses Therapieziel erreicht werden konnte.

Als Beispiel möchte ich Frau A. anführen. Sie hatte als fünfjähriges Mädchen ihre Mutter verloren. Ihre Erinnerungen an schöne Momente mit der Mutter spiegelten, dass es ihr gelang ihre tiefe Verbundenheit mit der Mutter zu spüren und damit deren Repräsentanz als gutes, beschützendes Objekt zu festigen. Zur Illustration zitiere ich eine Aussage, die die Patientin in der 89. Sitzung machte: „Als meine Mutter noch lebte, geschah es einmal, als wir das Moos zwischen den Ziegelsteinen auf dem Weg wegkratzen, dass mir meine Mutter direkt in die Augen blickte. Da war es mir für ein paar Sekunden, dass sie mit mir ganz verbunden war, dass ich allein wichtig war für sie, dass sie froh war, dass ich da war. Das überraschte mich. Das geschah sonst nie. Und obwohl die Geschwister auch dabei waren, waren es in dem Moment nur meine Mutter und ich."

Wie erwähnt, scheint auch bei Traumatisierungen, die nicht von wichtigen Beziehungspersonen ausgegangen sind, die Vorstellung über ein gutes, mächtiges und beschützendes Objekt zu verfügen, erschüttert zu werden, da niemand die Traumatisierung – in welcher Art sie auch immer stattgefunden hat – verhindern konnte. Es geht somit nicht nur darum, den Täter zu schützen, sondern auch darum, dass mit der Traumatisierung zentrale Werte, überlebenswichtige Vorstellungen erschüttert werden.

Fischer und Riedesser (1998) sprechen in ihrer Definition des Traumabegriffs von der Erschütterung des Selbst- und Weltverständnisses, Ullman und Brothers (1988) von der Zerstörung von idealisierten Selbst- und Elternimagines, die die Grundlage für ein gesundes Vertrauen in sich und andere bilden, und Krystal (2001) spricht von „gesunder" frühkindlicher Allmacht, die notwendig ist, um das Leben vertrauensvoll meistern zu können. Die Erschütterung des Grundvertrauens in sich und andere löst Gefühle der Ohnmacht und Hilflosigkeit aus, Gefühle tiefer Verlassenheit und schutzloser Preisgabe. Abgewehrt werden Gefühle der Ohnmacht mit Omnipotenzphantasien: Größenphantasien, die die Selbstrepräsentanz und/oder Objektrepräsentanz wichtiger Bezugspersonen mit übermenschlichen Kräften ausstatten.

Zum Beispiel berichtete die bereitszitierte Patientin, Frau A., deren Mutter starb als sie 5 Jahre alt war, und die nach dem Tod der Mutter schwere Traumatisierungen durch ihren Vater und ihre Stiefmutter erleiden musste, folgende Phantasie: „In der Phantasie ist meine Mutter nicht tot. Sie sitzt oben auf einem Stern, ganz groß, ganz lebendig. Es ist, als ob sie große Teile des Alls einnimmt, und sie sieht alles. Sie ist die wirklich Mächtige. Sie gibt die Macht....Sie ist wie eine Verbündete. ... Als sie noch lebte, war sie auch nicht mächtig genug. Es ist, als ob ich in der Phantasie etwas Neues erschüfe, was viel mächtiger ist". In ihrer Phantasie wurde die Mutter mächtiger als den Vater, vor dessen Gewalttätigkeit sie sich so sehr gefürchtet hatte.

6.2.1.2 Durch die traumatische Situation verschärfte Konflikte

Modifikation traumatischer Affekte entsprechend der Konflikte, die im therapeutischen Prozess dominieren.– Mittels neuer Verknüpfungen mit vorbestehenden Konflikten erfahren die mit dem Traumageschehen verbundenen Affekte eine Veränderung. Über die Differenzierung der Gefühle wird andererseits deutlich, wie sich die subjektive Bedeutung der traumatischen Situation über die Bearbeitung aktueller Konflikte verändert.

Frau M., die schwere sexuelle Übergriffe durch ihren Großvater erleiden musste, erlebte vor allem Schuldgefühle, als sie sich mit ihren Nähewünschen im Verlauf ihres therapeutischen Prozesses auseinander setzte. Sie hatte die Phantasie, durch ihre Wünsche nach Nähe und Geborgenheit sexuelle Übergriffe provoziert zu haben. Ihr Wunsch nach Nähe war daran schuld, dass der Großvater sie sexuell missbraucht hatte. Als in der Behandlung ihre Sexualität zum Gegenstand intensiver Auseinandersetzung wurde, dominierte dagegen das Gefühl intensiver Scham. Mit der Scham ging eine andere, neue Begründung des Missbrauchs durch den Großvater einher: Da in ihren Blicken sexuelle Neugier deutlich geworden sei, seien diese Übergriffe passiert.

In Abgrenzung zu den durch die traumatische Erfahrung entstanden Konflikten, die vor allem um Probleme mit der eigenen Aggression kreisen, variieren die Affekte und Wünsche in einem breiteren Ausmaß bei mit dem Trauma verknüpften vorbestehenden Konflikten. Während bei Konflikten, die durch die traumatische Situation entstanden sind, Schuld- und Schamgefühle dominieren, können hier sehr unterschiedliche Gefühle im Vordergrund stehen wie zum Beispiel Angst vor Rache in Form von Verlassenwerden bei Trennungskonflikten oder starke Selbstzweifel und Minderwertigkeitsgefühle, um Gefühle ödipaler Zurückweisung abzuwehren u.a. Die folgende Fallvignette verdeutlicht den letztgenannten Konflikt:

Eine Patientin, die Opfer eines Überfalls geworden war, hatte zur Erklärung und Bewältigung ihrer traumatischen Erfahrung folgende Phantasie entwickelt: „Weil ich zu selbstbewusst auftrat, wurde ich überfallen." Von ihrer Geschichte berichtete sie, dass ihr Vater nicht ertragen habe, dass sie ihm intellektuell überlegen war. Er habe sie immer „klein gemacht", wenn sie mit guten Noten nach Hause gekommen sei. Eigentlich habe sie ihm doch mit ihren Leistungen imponieren wollen, aber statt dessen habe er sich durch sie abgewertet gefühlt. Als ein Folgesymptom, das sich nach dem Überfall manifestierte, berichtete sie von Schwierigkeiten in ihrem Studium. Sie klagte über Lernschwierigkeiten und hatte Angst, sich in irgend einer Form zu exponieren, wie z.B. sich aktiv an Diskussionen zu beteiligen oder ein Referat zu halten. Ihre Exhibitionsängste konnten im Verlauf der Behandlung mit ihrer ungelösten ödipalen Problematik verbunden werden. Sie vermied Situationen, in denen sie sich exponieren musste, um nicht erneut, wie sie es ausdrückte „eins aufs Dach zu kriegen". Sich klein zu machen und sich nicht zu exponieren gebrauchte sie als Bewältigungsstrategie, um nicht erneut überfallen zu werden.

Fischer und Riedesser (1998) erfassen die durch vorbestehende Konflikte ausgelöste Dynamik mit dem Begriff des „zentralen traumatischen Situationsthemas": „Es geht darum, das Lebensthema, den zentralen, oft selbst schon ‚kompensatorischen' Lebensentwurf zu verstehen, der durch den Vorfall erschüttert wurde (...) den Widerspruch zum bisherigen Lebenskonzept oder den Idealen zu beschreiben, die das Selbst- und Weltverständnis der Betroffenen zutiefst erschüttert" (S.92). In das „zentrale traumatische Situationsthema" fließen Komponenten ein, die den Anlass zur Wahl einer bestimmten traumakompensatorischen Strategie gaben: wesentliche Konflikte, die die subjektive Bedeutung des traumatischen Ereignisses bestimmen, sowie narzisstische Phantasien, die durch die traumatische Erfahrung erschüttert wurden.

Das Verständnis und gegebenenfalls die Korrektur des zentralen traumatischen Situationsthemas ist deshalb von großer Bedeutung, da sie das ganze Leben eines Menschen prägen kann. Zum Beispiel wäre es in der Therapie der Patientin der vorangehenden Fallvignette nicht gelungen ihre Phantasien bezüglich der Ätiologie und Vermeidung zukünftiger Traumatisierungen zu korrigieren, hätte sie vermutlich aufgrund ihrer starken Exhibitionsängste und Lernschwierigkeiten ihr Studium abbrechen müssen und ein Leben unterhalb ihrer Fähigkeiten geführt.

Erinnerung als Abwehr und als Ausdruck der Rekonstruktion.– Wie bei Konflikten, die durch die traumatische Situation entstanden sind, verändert sich auch mit der Lösung der prätraumatischen Konflikte die Erinnerungsfähigkeit: Erinnerungen sind weniger selektiv und ermöglichen eine vollständigere Realitätswahrnehmung. Auch hier erfüllen Erinnerungen einerseits eine Abwehrfunktion, indem zum Beispiel selektiv erinnert wird. Andererseits können sie Ausdruck eines Entwicklungsschritts, der Rekonstruktion, sein, wenn zum Beispiel über Erinnerungen die Verbindung zur prätraumatischen Persönlichkeit möglich wird.

Bei einer gelungenen Traumaverarbeitung verändern sich Erinnerungen im letzten Drittel der Behandlung dahingehend, dass traumatische Erlebnisse nicht mehr das gesamte Lebensgefühl der traumatisierten Persönlichkeit prägten (Barwinski Fäh, 2005). Offensichtlich wird mit der Verbindung und Bearbeitung vorbestehender Konflikte nicht nur die subjektive Bedeutung der traumatischen Erfahrung deutlich, sondern auch die Verbindung zur prätraumatischen Vorgeschichte geschaffen.

6.3 Abwehr von Affekten, die mit der Erinnerung an traumatische Situationen einhergehen

Mit der Erinnerung an traumatische Erfahrungen gehen häufig Phantasien einher, die zur Bewältigung der in der traumatischen Situation erlebten Hilflosigkeit, Ohnmacht und Angst im Nachhinein entwickelt wurden. Um die mit der Erinnerung einhergehenden Affekte abzuwehren, scheinen vor allem Omnipotenzphantasien, Sexualisierung und Affektabwehr von Bedeutung zu sein (Barwinski Fäh, 2005).

Omnipotenzphantasien.– Omnipotenzphantasien werden häufig erwähnt, wenn Erinnerungen an zuvor abgespaltene traumatisierende Erfahrungen berichtet werden (Barwinski Fäh, 2005). Sie zeigen sich in einer Idealisierung der Selbst- und Objektrepräsentanz einer zentralen Bezugsperson, die in der Vergangenheit tatsächlich als beschützende Bindungsfigur zur Verfügung stand. Diese Beobachtung legt die Vermutung nahe, dass die Ausstattung von Selbst- und Objektrepräsentanzen mit außergewöhnlicher Macht dazu dient, sich vor überwältigenden traumatischen Affekten zu schützen.

Zum Beispiel berichtete eine Patientin, die von ihrer Stiefmutter und ihrem Vater schwere körperliche Gewalt erfuhr, folgende Phantasie: „Es war in der Räucherkammer: die Idee war, dass ich als ganz dünner Faden durch das Loch im Schornstein entfliehen konnte, obwohl ich körperlich in der Räucherkammer war, dass ich selber gar nicht da war, dass sie mich trotzdem nicht festhalten konnte ... Jedes Mal, wenn ich daran denke, ist es nicht mehr Angst, sondern ein Triumph, dass ich trotz allem nicht da blieb, obwohl sie dachte, sie habe Macht über mich. Aber was wirklich geschah, als ich eingesperrt war, da war es umgedreht: Empörung und Hass gegen die Stiefmutter zuerst. Ich wurde eingesperrt, da ich mich wehren wollte. Erst nachher kam die unheimliche Angst: ich dachte, ich wäre tot, dass niemand mehr merken könnte, dass ich überhaupt existierte. Da war nichts Befriedigendes dabei, nur in der Phantasie im Nachhinein, dass ich wegkäme..."

Sexualisierung.– Auch Sexualisierung kann in Verbindung mit traumatischen Erfahrungen zu Abwehrzwecken gebraucht werden. Angst wird in Lust umgewandelt und Nicht-handeln-können durch Aktivität ersetzt. Zur Illustration möchte ich wiederum eine Vignette aus der Behandlung der zuvor erwähnten Patienten anführen, die von ihrer Stiefmutter und ihrem Vater körperlich misshandelt wurde:

Frau A. berichtete eine Phantasie, in der ihr Vater sie ermordete. Sie betonte, es wäre ein Lustmord und darin schwinge ihre eigene sexuelle Erregung mit, zugleich mit dem Gefühl, der Analytiker würde sie dafür verurteilen. Über ihre Rolle in dieser Phantasie teilte sie ihm mit: „Gewöhnlich ist es so, dass ich diejenige bin, die zerstört wird, aber gestern war ich auf der anderen Seite. Ich tat es, als ob ich selber in der Figur des mörderischen Vaters war, nicht im Kind, obwohl ich auch das Kind war." In dieser Phantasie sei auch eine Figur aufgetaucht, „die sehr groß und schrecklich und voll Rache ist, und das bin ich. Am Ende bin ich die, die in der Ecke sitzt, unheimlich, mächtig und rachevoll."

Wie das Beispiel verdeutlicht, kann mit Sexualisierung eine Identifikation mit dem Täter einhergehen – als die Patientin die „Figur des mörderischen Vaters" war. Die Identifikation mit dem Täter dient der Abwehr der Ohnmacht und gibt dem Opfer das Gefühl so mächtig zu sein, wie es den Täter erlebte.

Abwehr von Affekten.– Ein häufiges Phänomen in der klinischen Praxis ist, dass Traumaopfer sich an ihre traumatischen Erfahrungen zwar sehr genau erinnern können, aber diese Erinnerungen nicht mit Gefühlszuständen verbinden können.

Zum Beispiel berichtete eine 20-jährige Frau im Erstgespräch, dass sie vor ca. einem Jahr überfallen und knapp einer Vergewaltigung entgangen sei. „Ich wurde vor meiner Haustür von einem Mann plötzlich angegriffen. Er schlug auf mich ein und sagte, dass ich jetzt dran sei, dass er mich vergewaltigen werde. Ich schrie und schlug in Panik um mich."

Ihre Erzählung war sachlich, emotionslos, als würde sie von irgendeiner Alltagsbeschäftigung sprechen. Die Art ihres Berichts stand im deutlichen Kontrast zum Inhalt ihrer Mitteilung. Mich ließ ihr Bericht auf eine seltsame Weise unberührt, obwohl ich ahnen konnte, dass hinter dieser nüchternen Fassade, die sie nach außen zur Schau trug, tiefe Verzweiflung stecken musste. Erst Monate nach unserem ersten Gespräch veränderte sich der Traumabericht in dem Sinne, dass für mich nachvollziehbar wurde, was sie in diesem schrecklichen Moment erlebt und gefühlt hatte.

6.4 Zusammenfassung

Die Verarbeitung traumatischer Erfahrungen bestimmt die Form und den Inhalt von Erinnerungen an traumatische Erfahrungen. Umgekehrt formuliert bedeutet dies, dass über die Form und den Inhalt der berichteten Erinnerungen eine Einschätzung des Integrationsgrades traumatischer Erfahrungen sowie des Stands der Lösung traumabedingter Konflikte möglich wird. Wenn wir den Prozess der Taumaintegration gemäß dem in Kapitel 2 beschriebenen Trauma-Integrationsmodell in zwei Zyklen gliedern, zeigen sich in den beiden Zyklen sowohl in der Repräsentation als auch im Inhalt verschiedene Probleme in der Erinnerungsfähigkeit:

Im ersten Zyklus können sowohl Affekte und Erinnerungsbilder vom Erleben abgekapselt bleiben, oder traumatische Affekte können nicht mehr mit Erinnerungsbildern der traumatischen Erfahrung verbunden werden. Dass gewisse Erinnerungen und Affekte nur in bestimmten Persönlichkeitszuständen abrufbar sind, wurde auf die in dieser Behandlungsphase dominierenden horizontalen Kontrollparameter zurück geführt.

Im zweiten Zyklus hat sich das Ziel der Abwehr verändert. Die Abwehr richtet sich nicht gegen die Kenntnisnahme der traumatischen Realität, sondern gegen die Wahrnehmung der subjektiven Bedeutung der traumatischen Situation, bei Beziehungstraumata vor allem gegen die Wahrnehmung des Täters als Täter. Vertikale Konrollparameter bestimmen das Affekterleben sowie die Erinnerungsfähigkeit. Im Gegensatz zum ersten Zyklus bleibt die Kohärenz des Selbst erhalten.

Erinnerungen erfüllen in diesem Behandlungszyklus unterschiedliche Funktionen:

- Erinnerungen können einerseits zu Abwehrzwecken gebraucht werden (zum Beispiel selektive Erinnerungen, um den Täter zu schützen, wenn es um die Bearbeitung von Konflikten geht, die durch die traumatische Erfahrung entstanden sind).
- Andererseits können Erinnerungen Ausdruck der Konfliktlösung sein, das heißt der Rekonstruktion, der Konstruktionsprozesse vorangegangen sein müssen. Die Erinnerungsfähigkeit wird hier durch den Stand der Lösung aktueller Konflikte bestimmt.

Betrachten wir die unterschiedlichen Repräsentationsformen der Erinnerungen in den beiden Zyklen, fällt auf, dass die Art der Repräsentation der Erinnerung sehr eng mit unterschiedlichen Dynamiken im Behandlungsprozess verknüpft ist: Im ersten Zyklus, wenn es um Prozesse der Bild- und Sprachfindung geht, zeigen sich Erinnerungen vor allem auf einer präsymbolischen Ebene. Erst im zweiten Zyklus, wenn eine Konfliktdynamik im Vordergrund steht, werden Erinnerungen in symbolischer Form möglich.[16)] Die Wahrnehmung einer als überwältigend erlebten äußeren Realität muss offensichtlich über verschiedene Stufen der Repräsentation – Bilder und Wiederholungen auf der Handlungsebene – in symbolische Form übergeführt wird.

Wenn es dagegen um die Lösung von Konflikten geht, bleibt die Verarbeitung weitgehend auf der symbolischen Ebene möglich oder kann über die Deutung des Handlungsdialogs (Klüwer, 1983) wieder auf die symbolische Ebene zurückgeführt werden. Im Handlungsdialog werden hier Konflikte dargestellt, deren Entstehung auf Erfahrungen zurückgeht, die bereits symbolisiert waren und nicht – wie im ersten Zyklus der Traumabearbeitung beschrieben – erst einer Symbolisierung zugeführt werden müssen.

7 Behandlungstechnische Implikationen

Wie deutlich geworden ist, ermöglichen die unterschiedlichen Formen der Wissensrepräsentation eine Einschätzung, ob überhaupt und wie weit traumatische Geschehnisse psychisch integriert werden konnten. In diesem Sinne ist die Form der Erinnerung ein Indikator über den Stand der Verarbeitung traumatischer Geschehnisse.

Wie mit unterschiedlichen Formen der Erinnerung im therapeutischen Prozess umgegangen werden soll, um die Verarbeitung traumatischer Erfahrungen zu ermöglichen, wird uns im Folgenden beschäftigen. Ich gehe wiederum von den beiden beschrieben Behandlungszyklen aus und zeige auf, wie die Wissensrepräsentation traumatischer Erfahrungen den Umgang mit der Übertragung und der Gegenübertragung prägt.

Voranstellen möchte ich technische Hinweise zum Umgang mit Intrusionen oder ausgeprägtem Vermeidungsverhalten. Da zum Thema Umgang mit Intrusionen bereits eine umfangreiche Literatur vorliegt (Horowitz, 1976; Fischer, 2000; Reddemann, 2001; Fischer et al., 2003), fasse ich hier lediglich Bekanntes zusammen und verknüpfe es mit den vorangegangenen Überlegungen.

7.1 Umgang mit Intrusionen und Vermeidung

Der erste Zyklus der Traumaverarbeitung zeichnet sich dadurch aus, dass sich die Abwehr primär gegen das Wiedererinnern und das traumatische Erleben richtet. Erinnerungen sind vor allem auf einer emotionalen Ebene mit wenigen Vorstellungen möglich. Da traumatische Situationen über Träume, die Gegenübertragungsgefühle des Analytikers oder über „trigger" außerhalb des therapeutischen Settings reaktiviert und fassbar werden, sollten diese nonverbalen Ausdrucksformen traumatisierender Erfahrungen in Worten benannt werden, um sie einer Symbolisierung zugänglich zu machen. Vor allem für den Umgang mit den heftigen Affekten braucht es Techniken, die dem Patienten eine Affektregulation ermöglichen.

Abhängig davon, ob es sich um aktuelle oder chronische Traumafolgestörungen handelt, wird der Umgang mit den Erinnerungen der Betroffenen unterschiedlich gestaltet:

- Bei akuten Traumatisierungen muss der biphasische Wechsel, der sich in Intrusionen und Apathie zeigt, aufrecht erhalten werden, um den natürlichen Verarbeitungsprozess zu unterstützen.
- Parallel dazu sollten inkorrekte Erklärungen, warum es zur Traumatisierung kam, korrigiert werden, um langfristige Folgeschäden zu vermeiden.

Mardi Horowitz stellte bereits 1976 einen Katalog von Techniken zusammen, der auch heute noch zum Bestand einer traumaadaptierten Psychotherapie gerechnet werden kann. Fischer und Riedesser (2003) haben ihn im Folgenden in leicht modifizierter Form zusammen gefasst. Werden erste Erinnerungen an zuvor abgespaltene traumatische Erfahrungen möglich, ist ein „dissoziatives Vorgehen" notwendig. Diese Modifikation in der Technik ist u.a. indiziert, um zu verhindern, dass Patienten durch die in der Therapie ausgelösten Prozesse retraumatisiert werden. Zustände intrusiven Wiedererlebens können mit folgenden Interventionen günstig beeinflusst werden:

- Den Patienten von äußeren Belastungen befreien und für Ausruhen und Erholung sorgen, etwas, was vor allem stationäre und teilstationäre Therapie leisten können sollte.
- Unterstützung anbieten, was eine weitgehende Modifikation der Abstinenzregelauslegung erfordern kann.
- Positive Gefühle hervorrufen, die sich von negativen Affekten im Zusammenhang mit dem Trauma unterscheiden.
- Falls forderlichen Einsatz von angstdämpfenden Maßnahmen, auch mit Hilfe von Medikamenten.
- Stressreduzierende Techniken vermitteln, z.B. gezielte Imagination von angenehmen Erinnerungen, die sich als stressreduzierend erwiesen haben, z.B. die des sicheren Ortes.
- Strukturierung von Ereignissen sowie Strukturierung und Organisation von Informationen, was u.a. bedeutet, Patienten umfassend über Trauma, Traumafolgen und Traumacoping zu informieren.

- Psychoedukative Deutungen, auch als kognitive Restrukturierung; zum Beispiel Selbstanklagen und eigene Schuldzuschreibungen der Opfer in Frage stellen.
- Dem Patienten immer wieder behilflich sein, Gegenwart und Vergangenheit voneinander zu unterscheiden, d.h. bedrohliches Vergangenes von bedrohlichem Gegenwärtigen unterscheiden zu lernen.
- Erkennen von Situationselementen, die assoziativ mit dem Trauma in Verbindung stehen und Anleitung, diese Situationen ggf. zu vermeiden.
- Lehren von Dosierungstechniken, um dosiert mit traumatischen Erinnerungen umzugehen. Dazu eignet sich besonders die von Luise Reddemann (2001) vorgeschlagene Arbeit mit dem sog. inneren Beobachter.

Verleugnungs- und Vermeidungsphänomene können u.a. mit folgenden von Horowitz vorgeschlagenen und von Fischer und Reddemann ergänzten Techniken angegangen werden::
- Reduzieren von exzessiven Kontrollen durch die Interpretation von Abwehrmanövern und Verhaltensweisen, die sich eher als kontraproduktiv erwiesen haben, diesen aber mit Hilfe von ego-state Konzepten einen Sinn verleihen.
- Ermöglichung und Unterstützung der Aufnahme sozialer Beziehungen, um der Neigung zu emotionaler Erstarrung und Isolation entgegenzuwirken, zumal man heute aus der Forschung zur Resilienz und Salutogenese weiß, dass soziale Beziehungen der am meisten schützende Faktor sind.
- Ist Traumabearbeitung möglich, dann ist es sinnvoll, das traumatische Geschehen zu rekonstruieren, es zu explorieren (insbesondere das emotionale Erleben) – und zwar unter möglichst geschützten Bedingungen: mit Hilfe detaillierter Beschreibung der traumatischen Situation und der Situationsfaktoren.

Bei *chronischen Traumafolgestörungen* steht die Arbeit am traumakompensatorischen Schema im Vordergrund, wenn intrusive Phänomene nicht mehr das Erleben bestimmen (Fischer, 2000). Hier geht es einerseits darum, irrationale Erklärungsversuche zu korrigieren, andererseits das Traumakompensatorischen Schema zu stärken und zu differenzieren.

Phantasien, die zur Bewältigung traumatischer Situationen entwickelt wurden – die präventive Komponente des traumakompensatorischen Schemas – können alle Lebensbereiche nachhaltig prägen. Um den Einfluss dieser Phantasien auf die eigene Lebensgestaltung aufzuzeigen, sollten diese handlungsleitenden Phantasien gedeutet werden. Nur mit der bewussten Wahrnehmung der in der traumatischen Situation – vielleicht – wirksamen Verhaltensstrategie wird es möglich, deren Adäquatheit für die Aktualität zu überprüfen.

Im Unterschied zur klassischen psychoanalytischen Technik werden in der ersten Phase der Traumabearbeitung Parameter eingeführt, indem der Analytiker gezielt ablenkt und gezielt Strategien einsetzt, wie der Patient mit überwältigenden Affekten umgehen kann. Bei einem klassischen Vorgehen würde der Analytiker den Assoziationen des Patienten folgen und nicht in dieser z.T. suggestiven Form in den Behandlungsverlauf eingreifen, wie z.B. dann, wenn eigene Vorschläge zum Umgang mit traumatischen Affekten unterbreitet werden (vgl. die wiedergegebenen technischen Empfehlungen von Horowitz). Deutungen sollten sich in dieser Behandlungsphase auf Vorgänge im Objekt beziehen, um die Verwirrung über die Frage zu klären, wer Täter und Opfer ist. Erst wenn die Fähigkeit zur Selbst-/Objekt-Differenzierung gestärkt ist, wenn beispielsweise die „Fähigkeit zur Objektspaltung" erreicht wurde (vgl. Fischer, 2000), werden zunehmend Subjektdeutungen möglich und notwendig, um innere Konflikte fassbar werden zu lassen und sie einer Lösung zuzuführen (Barwinski-Fäh, 2003).

Doch traumafokussierende Techniken allein haben sich bei komplexen posttraumatischen Folgestörungen nicht als effektiv erwiesen (Ford et al., 1998; Spinazolla et al., 2005). Einiges spricht sogar dafür, dass die Anwendung von spezifischen traumabearbeitenden Techniken für dieses Klientel schädlich zu sein scheint. Diese Patientengruppe benötigt ein Behandlungsangebot, das sich auch an ihre spezifischen Schwierigkeiten richtet, die aus ihrer Bindungs- und Entwicklungspathologie resultieren können. Da Beziehungsstörung einerseits und punktuelle traumatische

Erfahrung andererseits sich jedoch im Allgemeinen verquicken, ergibt sich für die psychodynamische Traumatherapie eine Behandlungsregel, die als „Vorrang der Beziehungsgestaltung vor der Technik“ gefasst wird (vgl. Fischer, 2000).

Unter Berücksichtigung dieser Regel kann sich ergeben, dass über längere Zeiträume hinweg die Arbeit mit Übertragung und Gegenübertragung im Vordergrund steht und zugleich Stabilisierung erforderlich ist, bevor ein emotional resonantes „Durcharbeiten“ der traumatischen Erfahrung möglich wird. Findet die psychodynamische Traumatherapie unter ungünstigen äußeren Bedingungen und ungünstigen inneren Voraussetzungen der Patientin statt, so muss auf ein Durcharbeiten der traumatischen Erfahrung häufig ganz verzichtet werden.

7.2 Umgang mit der Übertragung

Für die Ziele der Traumatherapie müssen Prinzipien der psychodynamischen und analytischen Therapie teilweise umakzentuiert werden. Das gilt für den Umgang mit Widerstand und Abwehr, für die Abstinenzregel oder die Technik der freien Assoziation. Bei Abwehrphänomenen muss z.B. berücksichtigt werden, welches Ziel die Abwehr verfolgt: Richtet sie sich gegen das traumatische Erleben, sollte sie zunächst gestärkt werden, während Abwehrbewegungen gegen die subjektive Bedeutung des traumatischen Geschehens in der Regel gedeutet werden (Barwinski Fäh, 2005). Der Umgang mit Übertragung und Gegenübertragung im Sinne einer systematischen Wahrnehmung und Auswertung für den therapeutischen Prozess bleibt in der psychodynamischen Traumatherapie von zentraler Bedeutung.

Meiner Meinung wird der Umgang mit Übertragung und Gegenübertragung bei traumatisierten Patienten vor allem durch die Form der Wissensrepräsentation der traumatische Erfahrungen bestimmt. Im Folgenden werden unterschiedliche Formen der Übertragung und Gegenübertragung entsprechend dem Integrationsgrad traumatischer Erlebnisse herausgearbeitet und deren Handhabung im therapeutischen Prozess diskutiert.

7.2.1 Beziehungserfahrung und Gedächtnisspeicherung

Bei traumatisierten Patienten muss davon ausgegangen werden, dass deren traumatische Erfahrungen zu Beginn des Integrationsprozesses lediglich sensomotorisch kodiert worden sind und entsprechend reinszeniert oder agiert werden. Diese besonderen Formen der Wissensrepräsentation prägen auch die Beziehungsregulation zu Beginn der Traumabehandlung.

In der modernen Psychoanalyse wurden vor allem im Zusammenhang mit der Untersuchung präödipaler Störungen verschiedenen Konzeptualisierungen entwickelt, die den therapeutischen Umgang mit sensomotorisch kodierten Beziehungserfahrungen zu erfassen versuchen, wie z.B. „Momente der Begegnung“ (Stern et al., 1998, S. 905) und „erhöhte affektive Momente“ (Beebe & Lachmann, 1994, S. 128). Eine wichtige Präzisierung dieser analytischen Theorie der Beziehung wurde von Moser (2001) unter Zuhilfenahme neuerer Erkenntnisse aus der Affekt- und Cognitive Science-Forschung vorgenommen. Moser unterscheidet parallel ablaufende Beziehungserfahrungen und Übertragungserfahrungen. Neben der Als-ob-Welt oder der „Mikrowelt“ der Übertragung gibt es noch eine Beziehungsregulierung, der nichtbewusstes implizites Beziehungswissen zugrunde liegt. Unmittelbare Affektansteckung und implizite emotionale Konditionierungen in Form von Koregulationen beherrschen das Beziehungsfeld. Auf diese Vorgänge reagieren beide Teilnehmer der analytischen Dyade zumeist weitgehend automatisch und häufig werden sie sich auch nicht der dabei ablaufenden Vorgänge bewusst. Wichtig ist, dass diese affektiven Übertragungen innerhalb der Beziehungsregulierung nicht identisch sind mit den Vorgängen von Übertragung und Gegenübertragung in der Mikrowelt simulierterr Als-ob-Prozesse.

Übertragungsdeutungen und die sich daraus ergebende emotionale Einsicht sind überwiegend für den Bereich der Mikrowelt (intra- und extraanalytische Übertragungen und daraus entstehende Verzerrungen im Kontext des deklarativen und autobiographischen Wissens und seiner Konsequenzen für die Beziehungswahrnehmung und -gestaltung) bedeutsam, nicht jedoch für den Bereich der grundlegenden Beziehungsregulierung, die von nonverbalen, sensorischen und affektiven Aspekten von Interaktion und Kommunikation gestaltet wird (Sander & Sandler, 1997). Eine gestörte Beziehungsregulierung ist vor allem durch die Unfähigkeit charakterisiert, Affekte bei sich selbst und bei anderen Menschen angemessen decodieren zu können, sowie aufgrund der partiellen Fixierung an den Äquivalenzmodus psychischer Realität, der einen realitätsadäquaten Denkprozess und eine reflexive Mentalisierung erschwert (Fonagy & Target, 1996).

Um Beziehungserfahrungen auf die Ebene der psychoanalytischen Mikrowelt zu transportieren, dem bewussten Erkennen zuzuführen, um sie schließlich mithilfe eines nichterwartungskonformen Rollenverhaltens des Analytikers zu verändern, ist zunächst eine Emotionsregulierung im Hier und Jetzt notwendig, d.h. ein unmittelbares emotionales Mitgehen, und Sich-dennoch-Nicht-Anstecken-Lassen von den mitunter heftigen Emotionen des Patienten. Nach erfolgter emotional fundierter Einsicht in das Ausbleiben von Reaktionen des Analytikers, die negative Erwartungen bestätigen würden, ist nach wiederholter Bearbeitung thematisch verwandter Übertragungsreaktionen eine Korrektur der bisherigen Beziehungsregulierungen zu erwarten.

Mosers Betrachtungsweise steht in Übereinstimmung mit neueren Befunden der Gedächtnispsychologie und der Hirnforschung: Implizites Beziehungswissen wird bereits früh erworben, gilt als nicht-bewusst (im Unterschied zu psychodynamisch unbewussten Vorgängen des deklarativen autobiographischen Gedächtnisses), aber beeinflusst dennoch das bewusste Erleben, Kognizieren und Handeln. Das nicht-deklarative, implizite Gedächtnis bleibt von Säuglingstagen an (in Fragmenten auch schon seit fötaler Existenz) in Verhaltens- und Erlebensmuster aufbewahrt, die sich im späteren Leben als Übertragungsmuster mit implizit prozeduralen Erlebens- und Gedächtnisanteilen manifestieren. Im Handlungsdialog wird die Aktualisierung des impliziten/nichtdeklarativen Beziehungswissens seitens des Patienten vom Therapeuten dahingehend erlebt, dass er unmittelbar präsent, mit seinen Gefühlen direkt erlebbar, haltgebend, resonant sein soll.

Verbale Interventionen scheinen in diesen Situationen mit viel zu starker Verzögerung zu erfolgen, selbst wenn die Stimme Beruhigung ausstrahlt. Dieses Gedächtnissystem reagiert eben nicht primär auf sprachliche Inhalte oder gar auf reflexive Bemühungen. Während bei einer Aktualisierung und Übertragung deklarativ autobiographischer Erinnerungen, die in der Kindheit zu einem späteren Zeitpunkt gebildet wurden und sprachlich abrufbar und reflektierbar sind, symbolisierende Arbeit sinnvoll und erwünscht ist, besteht die analytische Arbeit bei Patienten mit Frühstörungsanteilen vor allem darin, bislang Unsymbolisiertes erstmalig zu bildlichen und sprachlichen Symbolen werden zu lassen, mit denen dann eine Handlungsverzögerung, ein Nachdenkenkönnen und selbstreflexive Prozesse möglich sind.

7.2.2 Beziehungserfahrung und Sicherheitsregulation im ersten Zyklus der Traumaverarbeitung

Unintegrierte traumatische Erfahrungen werden auf diesen nichtbewussten, im impliziten Gedächtnis gespeicherte Erwartungen in die Beziehung eingebracht. Um sie auf die Ebene der psychoanalytischen Mikrowelt zu transportieren, ist zunächst eine Emotionsregulierung im Hier und Jetzt notwendig. Bei traumatisierten Patienten muss vor allem der Sicherheitsregulation in der aktuellen Beziehungsregulation besondere Bedeutung beigemessen werden. Kommt es zur Reaktivierung traumatischer Situationen, wird das Sicherheitsgefühl bedroht, da in der traumatischen Situation niemand vor der Gefahr schützen konnte. Dementsprechend geht es vor allem darum, dass diese Erfahrung in der Behandlung nicht wiederholt wird, sondern ein Kontrast zur traumatischen Situation hergestellt wird, der Bedingung für Veränderung ist: eine Beziehungserfahrung, dass ein anderer Menschen präsent ist und hilft, einen Umgang mit den überwältigenden Affekten zu finden.

Verlust der Fähigkeit zur symbolischen Repräsentation.– Hinzu kommt folgendes Problem: Mit der Reaktivierung traumatisierender Erfahrungen geht eine Regressionsbewegung einher, in der zuvor entwickelte psychische Fähigkeiten verloren gehen. Psychische Repräsentanzen können nicht mehr als psychische Repräsentanzen wahrgenommen werden. Moser (2001), der sich auf Fonagy und Target (1996) bezieht, führt dazu aus:„Repräsentanzen gibt es, doch sind sie immer der erlebten Realität äquivalent. Sie können nicht durch innere Manipulationen – unabhängig von der Beziehung (als Außenweltfaktor) – umgewandelt werden.“ (Moser, 2001, S.116).

Für die Behandlung traumatisierter Patienten bedeutet dies, dass mit der Reaktivierung zuvor abgespaltener traumatisierender Erfahrungen das Sicherheitsgefühl intrapsychisch nicht reguliert werden kann. Die Sicherheitsregulation zeigt sich bei schwach integrierten traumatischen Erfahrungen als Interaktionsgeschehen in der realen Beziehung zwischen Analytikerin und Patient. Das bedeutet, dass in Behandlungsphasen, in denen traumatische Erinnerungen reaktiviert werden, die Analytikerin oder der Analytiker als Person wahrgenommen werden muss, durch deren physische Präsenz und Halt gebende, empathische Haltung Sicherheit vermittelt wird.

Diese Überlegungen haben Konsequenzen für den Umgang mit der Übertragung:

1. Übertragungsdeutungen sind in dieser Behandlungsphase fehl am Platz, da innere Repräsentanzen nicht aufrechterhalten werden können und damit auch die klare Unterscheidung zwischen Als-ob-Welt oder der „Mikrowelt“ der Übertragung und aktueller Beziehungserfahrung nicht gegeben ist. Wie Sandler es aus gedächtnispsychologischer Sicht beschreibt: „Übertragungsdeutungen und die sich daraus ergebende emotionale Einsicht sind überwiegend für den Bereich der Mikrowelt (intra- und extraanalytische Übertragungen und daraus entstehende Verzerrungen im Kontext des deklarativen und autobiographischen Wissens und seiner Konsequenzen für die Beziehungswahrnehmung und -gestaltung) bedeutsam, nicht jedoch für den Bereich der grundlegenden Beziehungsregulierung, die von nonverbalen, sensorischen und affektiven Aspekten von Interaktion und Kommunikation gestaltet wird“ (Sandler & Sandler, 1997). Um Übertragungsdeutungen verstehen und nutzen zu können, muss ein Integrationsgrad traumatisierender Erfahrungen erreicht sein, in dem trau-

matische Affekte ihre ursprüngliche Heftigkeit verloren haben und die Fähigkeit aufrecht erhalten werden kann, das Sicherheitsgefühl psychisch regulieren zu können.
2. Eine Behandlungstechnik, die sich ausschließlich auf das Hier und Jetzt in der Beziehung beschränkt, wird traumatisierten Patienten nicht gerecht. In der Arbeit mit traumatisierten Patienten sollten auch nonverbale, sensorische und affektive Aspekte der Interaktion immer in Bezug zur traumatischen Situation verstanden und gedeutet werden. Die Suche nach dem „historischen Wahrheitsgehalt" bleibt zentral. Dies unterscheidet den traumatherapeutischen Ansatz klar von Konzepten, wie sie von Klein, Bion u.a. für frühe Störungen entwickelt wurden. Ich möchte diesen Gedanken im Folgenden ausführen.

Betrachtet man die Theorieentwicklung innerhalb der psychoanalytischen Bewegung, fällt auf, dass den Phantasien im Gegensatz zum Einfluss der Umwelt zunehmend eine grössere Bedeutung beigemessen wurde. Bei Freud blieb die Bezugnahme auf die Vergangenheit zentral – was immer der Patient sagt, wird mit unterschiedlicher Gewichtung in einem engen Zusammenhang mit tatsächlichen Erfahrungen in der Realität gesehen, die zu einem gewissen Grad durch äußere Faktoren aktiviert wurden. Bei Klein geht es nicht darum, historische Ereignisse zu rekonstruieren (Segal, 1974). Nach Klein gehorcht das gesamte psychische Leben der Aktivität von Phantasien, das heisst der Wechselwirkung zwischen unbewussten Phantasien und den mit ihnen verbundenen Abwehrmechanismen. Bei Bion (1962) verschiebt sich der Akzent auf die Betrachtung der Beziehung: Es geht darum, dass in der Beziehung etwas aufgebaut wird, das es ermöglicht, den psychischen Apparat und die Denkfähigkeit zu erweitern. Was der Analytiker oder der Analysand tun kann, spielt bei Bion eine weniger wichtige Rolle als das, was das Paar tun kann.

Baranger und Baranger (1988) nehmen diesen Gedanken auf und erweitern ihn durch den Begriff des „bipersonalen Feldes". Sie beschreiben die analytische Situation als bipersonales Feld, in dem lediglich die unbewusste Phantasie des Paares erkannt werden kann. Die Struktur dieses Feldes wird durch das psychische Leben zweier Personen und durch wechselseitige projektive Identifikationen bestimmt, die zwischen Analytiker und Patientin ausgetauscht werden. Die Gefahr bei dieser Interpretation ist die ausschließliche Identifikation mit dem Bereich der Phantasien und der Verlust des Bezugs zur (nicht nur) aktuellen Realität. Wird der beschriebene Ansatz nicht als eine mögliche Form des Zuhörens verstanden, sondern als einzig möglichen Zugang, hätten wir es – wie Antonio Ferro es ausdrückt „...mit einer Beziehung zu tun, die sinnlos um sich selbst kreist" (Ferro, 2003, S. 239). Ferro führt an anderer Stelle weiter aus: „Wir müssen ... versuchen, ein kontinuierliches Oszillieren zwischen verschiedenen Standorten des Zuhörens zu erreichen und zwischen Scheitelpunkten wechseln, die sowohl die Vergangenheit als auch die innere Welt, die Phantasien und die Beziehungen berücksichtigen" (Ferro, 2003, S. 243).

Das Trauma-Integrationsmodell mit den beiden beschriebenen Behandlungszyklen gibt den theoretischen Rahmen, um die verschiedenen aufgeführten Positionen in ihrer Bedeutung für die Behandlungstechnik verständlich zu machen. Im ersten Zyklus der Traumabearbeitung steht die Beziehungsregulierung im Hier und Jetzt im Vordergrund. Zentral werden damit die Abwehrmechanismen des Analytikers, seine Empfänglichkeit oder Unzugänglichkeit für die projektiven Identifikationen des Patienten und seine Fähigkeit, die von Bion beschriebenen Beta-Elemente des Patienten (ebenso wie seine eigenen) durch seine psychische Aktivität zu modifizieren. Anders als bei Bion und seinen Schülern geht es aber bereits zu Beginn des Trauma-Verarbeitungsprozesses darum, die eigenen Erfahrungen in der Beziehung zum Patienten mit traumatischen Situationen zu verknüpfen. Aktuelle Beziehungserfahrungen werden als Wiederhall des Traumas in der Aktualität verstanden und entsprechend gedeutet, um die therapeutische Beziehungserfahrung in einen sinngebenden Kontext zu stellen und damit dem Patienten verständlich zu machen.

Eine Übertragungsform, die mir in diesem Zusammenhang zentral erscheint, ist die „traumatisierende Übertragung" nach Hans Holderegger (1993). Wolfgang Mertens (2009, S. 221) fasst die Aufgabe des Analytikers bei der traumatisierenden Übertragung wie folgt zusammen: „Bei dieser erstmalig von Hans Holderegger (1993) differenziert beschriebenen Form der Übertragung besteht die Kunst im Umgang mit der traumatisierenden Übertragung nicht nur darin, die traumatische Situation dergestalt in der gemeinsamen Beziehung in Ansätzen wieder entstehen zu lassen, dass sie vom Patienten verkraftet werden kann und dennoch etwas von der emotionalen Wucht der ursprünglichen traumatischen Situation spürbar wird, sondern sich auch von den mitgeteilten Affekten nicht überwältigen zu lassen. Es geht darum, ein unassimiliertes, bedrohliches inneres Objekt, das beim Patienten äußerste Ohnmachtsgefühle, Verwirrung, heftige Angst oder massive Scham- und Vernichtungsgefühle auslöst, in der Gegenübertragung zuzulassen, mitzuerleben, um auf die Traumatisierung des Patienten zu reagieren, ohne sich von den heftigen Affektäußerungen total vereinnahmen oder anstecken zu lassen."

Als Beispiele nennt Hans Holderegger u.a. Patienten mit traumatischen Trennungserfahrungen in ihrer Kindheit, die sich in der analytischen Beziehung vor allem vor und nach Ferienunterbrechungen wiederholen. Durch die Inszenierung des Patienten wird meist eine Rollenumkehr erreicht: Der Analytiker fühlt sich wie das verlassene Kind, das für seine Gefühle keine Worte findet. Im Unterschied zum traumatisierten Kind im Patienten darf der Analytiker aber die verzweifelte Wut spüren, die diese Ohnmachtserfahrung mit sich bringt. Wenn der Analytiker die abgespaltenen Gefühle des Patienten erleben und zulassen kann, in die ihn die traumatisierende Übertragung seines Patienten versetzt, verändert sich in der Analyse schrittweise die affektive Situation .

7.2.3 Beziehungserfahrung und Sicherheitsregulation im zweiten Zyklus der Traumaverarbeitung

Erst wenn traumatische Erfahrungen fassbar geworden sind – aus gedächtnispsychologischer Sicht als deklaratives und autobiographisches Wissen gespeichert – steht aus behandlungstechnischer Sicht die Bearbeitung von Konflikten und Phantasien im Vordergrund. Wie im psychoanalytischen Wunsch-Abwehr-Modell wird in dieser Phase der

Traumabearbeitung davon ausgegangen, dass für die Aufrechterhaltung einer Symptomatik Phantasien ausschlagend sind und gedeutet werden müssen. Die Behandlungstechnik gleicht sich in dieser Behandlungsphase dem Vorgehen an, wie es in der Psychoanalyse üblich ist. Für den Umgang mit der Übertragung ergeben sich folgende Konsequenzen:

1. Konflikte und Phantasien, die durch die traumatische Erfahrung entstanden sind oder verschärft wurden, werden in der Übertragung durchgearbeitet und gedeutet. Über die Verknüpfung mit bereits bestehenden Konflikten und Phantasien und deren Bearbeitung in der Übertragung werden traumatische Erfahrungen in die psychische Struktur integriert.

Zur Veranschaulichung soll folgendes Fallbeispiel dienen: Die Behandlungssequenz stammt aus dem vierten Behandlungsjahr von Frau A. Frau A. wurde bereits mehrfach zitiert. Ihre Mutter starb, als sie fünfjährig war. Sie hatte schwere Gewalt durch ihren Vater und ihre Stiefmutter erfahren.

Frau A. berichtet von einer Phantasie, dass sie als kleines Mädchen die Mutter sucht und zu einem Fluss kommt, den sie nicht überqueren kann: „...da sitzen zwei Philosophen, einer, der nicht religiös ist, und einer, der es sehr ist, und diskutieren über diese Fragen, und bemerken nicht, dass ein Kind da steht und getröstet werden möchte, weil seine Mutter gestorben ist..."

„Es ist sehr klar: Ich suche jemanden, der mich sieht. Was Sie die Seelenblindheit nennen, ist das Problem. Dieser tobende Fluss zwischen den Philosophen und dem Kind ist die Trennung, der Abstand, den ich fühle. Wenn ich jemanden hätte, der mich annehmen kann, ohne dass ich mich verändern muss, so wie ich bin, und der ganz bestimmt weiß, ich bin ok, dann wäre es gelöst. Sie kennen mich besser als alle andern Menschen, und warum habe ich auch bei Ihnen noch das Gefühl der Trennung?"

„Es muss so sein, dass Sie nur jemand sein können, der mir hilft, auch bei anderen solche Verbindung zu finden. Es lässt mich auch verzweifeln, weil ich mir nicht vorstellen kann, dass jemand anderes mich so kennen kann wie Sie ... Und nicht einmal die Mutter war so, wie ich sie wünschte"

„Was immer wieder zum Vorschein kommt, ist der Drang, Verbindung zu suchen. Es hat auch mit den Tagen zu tun, als meine Mutter starb. Es war, als ob ich ganz von dem ausgeschlossen worden wäre, was geschah. Ich war verzweifelt und unheimlich wütend darüber: die Empörung gegen den Vater, die anderen Erwachsenen, gegen Gott, die ich vielleicht jetzt mehr spüre: als ob die etwas getan hätten und nicht bemerkten, dass es mir weh tat, oder gar nicht wussten, dass ich überhaupt existierte. Und all die Verzweiflung musste ich innen halten. Wenn ich es gesagt hätte, wären sie nicht fähig gewesen, es zu spüren. Jetzt habe ich das Gefühl: sie hätten mich weggeschickt in ein Zimmer, wo sie die Türe zumachen konnten: dass sie mich nicht anblicken mussten; es wäre ihnen zu viel gewesen. Die Verbindung zum anderen, die gibt mir das Gefühl, dass ich existiere, während das Nicht-Bemerkt-Werden mir das Gefühl gibt, dass ich nicht existiere."

„Es tat mir weh innerlich, aber machte mich auch wütend, da alle (nach dem Tod der Mutter) so taten, als ob ich nichts wusste. Der Abstand zwischen den anderen und mir war umso größer, als ich die einzige war, die keine schwarzen Kleider anhatte. Es war dieses Symbol dafür, dass ich nicht dazu gehörte, dass man mir das nicht sagen wollte, was ich aber schon wusste, und dass man meine Trauer, das, was ich spürte, gar nicht sehen konnte. Überall ist der Leitfaden dieses Blindseins gegenüber dem, was wirklich ist."

Zu Beginn der Sitzung erlebte Frau A. den Analytiker als blind gegenüber ihren Gefühlen, als „Philosophen", der diskutiert und nicht bemerkt, dass sie (das Kind) „da steht und getröstet werden möchte". Im Verlauf des Gesprächs kann diese Übertragung aufgelöst werden, und die Patientin erinnert sich an eine zentrale traumatische Situation, die Beerdigung der Mutter, die vor allem durch das Gefühl des Nicht-Bemerkt-Werden geprägt war.

2. Bleiben Repräsentanzen verfügbar, wird die Sicherheitsregulation wieder in Form von Veränderungen der psychischen Innenwelt möglich. Es wird möglich, mittels Deutung negative Übertragungen und Über-Ich-Projektionen aufzulösen und so das Sicherheitsgefühl zu festigen.

Als Beispiel kann der Umgang mit Verlustangst anführen werden. Zu Beginn der Durcharbeitung schwach integrierter traumatischer Erfahrungen geht Verlustangst mit der Reaktivierung traumatischer Situationen einher. Die Verlustangst ist hier ein in der traumatischen Situation erlebtes Gefühl. Im zweiten Behandlungszyklus kann Verlustangst auf Konflikte zurückgeführt werden, denen die Angst vor der eigenen Aggression zugrunde liegt: zum Beispiel die Angst vor Rache in Form von Verlassenwerden oder die Angst, dass die eigene Aggression die innere Verbindung zur geliebten Bezugsperson zerstören könnte. Verlustangst ist hier Ausdruck einer misslungenen Konfliktverarbeitung und nicht ein in der traumatischen Situation erlebtes Gefühl, das heisst: Ausdruck der Reaktivierung traumatischer Situationen.

Wie unterschiedlich sich Verlustangst in den beiden Behandlungszyklen ausdrückt, möchte ich mit zwei Fallvignetten verdeutlichen. Die beiden Sequenzen stammen aus dem Behandlungsverlauf von Frau M., die u.a. schwere Verlusterlebnisse erleiden musste und sexuellen Missbrauch durch ihren Großvater erfuhr. Die erste Sequenz ereignete sich etwa ein halbes Jahr nach Beginn der Behandlung, die zweite Sequenz zwei Jahre später.

Fallvignette 1:

In die 62. Stunde kam Frau M. mit einem zerschundenen, geschwollenen Gesicht und Verstauchungen an Beinen und Armen. Sie berichtete, dass sie mit dem Fahrrad gegen einen Baum gefahren sei. Nachdem ich sie gefragt hatte, wie dies habe geschehen können, schilderte sie folgenden Ablauf: „Ich setzte mich auf mein Fahrrad und fuhr einfach los, fuhr so schnell ich konnte. Ich fuhr einen Abhang hinunter, obwohl ich wusste, dass das gefährlich war. Ich konnte nicht mehr bremsen und prallte frontal gegen einen Baum ... Ich war nach der Stunde so verzweifelt. Ich weiß nicht warum." Ich fragte sie: „War in der Stunde etwas geschehen, dass diese schlimmen Gefühle ausgelöst haben konnte?" Worauf sie wie beiläufig erwähnte, dass ich auf die Uhr geschaut hätte. „Was hat das für sie bedeutet?" fragte ich sie. „Ich hatte das Gefühl, dass sie froh wären, wenn ich gehen würde", gab sie zögernd zur Antwort.

Frau M. hatte sich durch den Blick auf die Uhr von mir abgelehnt gefühlt und ihre Aggression gegen sich gerichtet. Die tiefere Bedeutung, die meine fehlende Präsenz für Frau S. hatte, wurde deutlich, als sie sich in der Folge erinnerte, dass die Angst, kein Zuhause mehr zu haben, ihre Kindheit prägte. Sie schilderte Situationen aus ihrer Kindheit, die diese Angst deutlich werden ließen. Zum Beispiel als ihre Großmutter, die für sie ihre wichtigste Bezugsperson war, psychisch erkrankte und in der Folge in einer psychiatrischen Klinik zwangsinterniert wurde; als der Großvater ernsthaft erkrankte und sie mit dem Tod des Großvaters auch ihr Zuhause verlor. Nach der Zwangseinweisung der Großmutter hatte sie beim Großvater gewohnt. Seine Wohnung wurde nach seinem Tod vermietet und Frau S. wurde bei entfernten Verwandten als Haushaltshilfe untergebracht.

Die Angst, von der Analytikerin abgelehnt zu werden, und die damit einhergehenden Gefühle der Verlassenheit, aber auch der Wut, konnte die Patientin nicht wahrnehmen. Sie erlebte vielmehr eine diffuse Anspannung, die den Signalcharakter der Affekte verloren hatte. Sie war nicht in der Lage, ihre aggressiven Gefühle zu kontrollieren, sondern agierte sie in einer selbstgefährdenden Weise aus. Mit Hilfe der Analytikerin gelang es ihr wahrzunehmen, welche Ängste und Gefühle ihrem Spannungszustand zugrunde lagen, das heisst die Analytikerin übernahm für die Patientin eine Ich-Funktion, indem sie deren Gefühle benannte und sie in ihrer Wahrnehmung bestätigte. Die Symbolisierung traumatisch erlebter Verlusterfahrungen war damit ein Stück weit möglich geworden.

Etwa zwei Jahre später wurde das Thema Verlust erneut in der Behandlung durchgearbeitet. Aus dieser Behandlungsphase stammt die folgende Sequenz.

Fallvignette 2:

Ich musste eine Sitzung mit Frau M. um eine halbe Stunde verschieben, da ich in einen Verkehrsstau geraten war. In der folgenden Sitzung berichtete sie, dass sie sich schlecht, störend und überflüssig fühle. Am Arbeitsplatz mache ihre Vorgesetzte ihr gegenüber jeden Tag spitze Bemerkungen, mit denen sie sie demütigen wolle und ihr zu verstehen gebe, dass sie inkompetent und hier am falschen Platz sei. Sie sei wütend auf sie, könne sich aber nicht wehren. Sie habe das Gefühl, dass niemand sie wolle, alle wollten sie loswerden und plagten sie, um sie zu vertreiben.

Ich fragte sie, ob sie die Verschiebung der Sitzung auch als Beweis dafür erlebt habe, dass ich sie ablehne und loswerden wolle. Sie bestätigte meine Vermutung: „Ich bin mir total störend vorgekommen und hatte das Gefühl, dass ich ihnen lästig sei.

Zum Zeitpunkt der zweiten Vignette konnten die Verlustängste von Frau M. und damit einhergehende Aggressionen in der Übertragung durchgearbeitet werden. Nachdem die Analytikerin die Verschiebung gedeutet hatte, konnte die Patientin offen über ihre Ängste vor Ablehnung sprechen und die Beziehung zur Analytikerin klären anstatt – wie in der ersten Vignette geschildert – agierend die Wut gegen die eigene Person zu richten.

Wann wird die Arbeit in der Übertragung möglich? In einer eigenen Untersuchung (Barwinski Fäh, 2005) konnten folgende Kriterien herausgearbeitet werden:

- Es muss ein Integrationsgrad traumatisierender Erfahrungen erreicht sein, in dem traumatische Affekte ihre ursprüngliche Heftigkeit verloren haben.
- Es muss möglich sein, das Sicherheitsgefühl psychisch zu regulieren.
- Es muss die Fähigkeit ausgebildet sein, zwischen psychischer und äußerer Realität zu unterscheiden und ambivalente Gefühle gegenüber dem Objekt ertragen zu können.

Diese Entwicklungsschritte sind nach dem vorgeschlagenen Modell im zweiten Zyklus der Traumabearbeitung möglich geworden.

7.2.4 Phasenspezifischer Umgang mit der Übertragung

Aufgrund der vorangehenden Ausführungen wurde deutlich, dass das Übertragungsangebot des Patienten im Verlauf der Traumaverarbeitung phasenspezifisch gehandhabt werden muss. Im Folgenden fasse ich Übertragungsformen zusammen, die für die beiden Zyklen typisch sind:

- Eine „minimale Differenz" zwischen Arbeitsbündnis und Übertragung ist Bedingung, damit das Traumaschema nicht reaktiviert wird, dennoch aber ein Verarbeitungsprozess in Gang kommt (Fischer, 2000). Entwickelt sich die negative Übertragung bereits in der Einleitungsphase der Behandlung, ohne dass die psychischen Bedingungen erfüllt sind, um die negative Übertragung durcharbeiten zu können, wird die in der traumatischen Situation erfahrene Täter-Opfer-Dynamik wiederholt. Sie kann aber nicht bearbeitet werden, was letztlich zu einer Retraumatisierung des Patienten führt.
- In die erste Phase einer Traumatherapie scheint die Übertragung „idealisierter Elternimagines" (Kohut, 1971) auf den Therapeuten zu fallen, um sich überhaupt einer Erfahrung zu stellen, in der ein grundlegendes Sicherheitsgefühl zerstört wurde (Barwinski Fäh, 2001; Horowitz, 1976). Der Analytiker wird zu einer idealisierten Übertragungsfigur, die

den Patienten durch Verfügbarkeit vor überwältigenden Affekten schützen kann. Um dies zu ermöglichen, muss der Analytiker als haltgebendes, Sicherheit spendendes Objekt zur Verfügung stehen und Sicherheitsbemühungen des Patienten unterstützen. Da die Sicherheitsregulation bei schwach integrierten traumatisierenden Erfahrungen nicht psychisch geleistet werden kann, gewinnt die reale Beziehung zwischen Therapeut und Patient an Bedeutung. Um Verlustangst zu mildern, muss das Sicherheitsgefühl durch Verstärkung realer Verfügbarkeit oder Übergangsobjekte gefestigt werden. Auch Übungen wie die Errichtung eines „sicheren inneren Ortes", die von Luise Reddemann (2001) vorgeschlagen werden, können dem Patienten helfen, das Sicherheitsgefühl zu festigen und Angst vor Kontrollverlust zu mildern.

- In dieser Phase werden Übertragungsszenen vor allem dazu genutzt, um unbewusste Elemente der traumatischen Erfahrung zu ergänzen. Inszenierungen traumatisierender Erfahrungen innerhalb und außerhalb des analytischen Settings sollten gedeutet werden, um das aktuelle Befinden als Reaktivierung der in der traumatischen Situation erlebten Gefühle verständlich zu machen. Diese Inszenierungen zeichnen sich durch folgende Merkmale aus:
  - der „trauma-state" zeigt sich mit sehr heftigen Affekten;
  - die Aggression wurde gegen das eigene Selbst gerichtet;
  - Erinnerungsbilder fehlen;
  - mit der Reaktivierung der traumatischen Situationen geht starke Verlustangst einher.

Welches therapeutische Vorgehen ist in einer solchen Situation indiziert? Primäres Ziel ist die Stärkung der Abwehr, um dem Patienten ein Gefühl der Kontrolle zu vermitteln. Der Bezug zur Aktualität muss schnellstmöglich wieder hergestellt werden, um Patienten aus dem „trauma-state" heraus zu holen und Sicherheit zu vermitteln. Verlustängste sollten durch reale Verfügbarkeit gemildert werden, da in einer solchen Situation das Sicherheitsgefühl oft nur interpersonell reguliert werden kann (z.B. in Form von Krisensitzungen und -telefonaten).

- Sind traumatisierende Erfahrungen nicht in symbolischer Form repräsentiert, werden sie nur über vorsymbolische Formen der Darstellung wie z.B. mittels projektiver Identifikation oder Reinszenierungen der traumatisierenden Erfahrung in der analytischen Beziehung fassbar. Hans Holderegger (1993, 2002) prägte den Begriff der „traumatisierenden Übertragung“, um diese in die Phase intensivierten emotionalen Wiedererlebens einbrechenden Übertragungsaspekte zu kennzeichnen. Der Analytiker wird zum Container und „Vorgänger“ (Holderegger, 1993), der über die Analyse eigener Gegenübertragungsgefühle die traumatische Situation in der psychoanalytischen Beziehung fassbar werden lässt.
- Im zweiten Zyklus steht die Klärung der subjektiven Bedeutung der traumatischen Situation im Vordergrund. War oder ist das traumatisierende Objekt eine zentrale Bezugsfigur, bestimmt der Wunsch den Behandlungsverlauf, aus dem schädigenden Objekt ein gutes Objekt machen zu wollen. Die unterschiedlichen Abwehrmechanismen gegen die Wahrnehmung, dass die geliebte Bezugsperson sich schädigend verhielt, müssen gedeutet werden, um die Konfusion über die Täter- und Opferrolle zu klären, das Selbstbild und -gefühl des Patienten zu verbessern und Konfliktlösungen zu ermöglichen. Gedeutet wird, mit welchen Abwehrmechanismen (Idealisierung, Verschiebung, Identifikation mit dem Aggressor u.a.) das Bild des „nur guten“ Täters aufrechtzuerhalten versucht wird. Zentral wird hier die Situations- und Objektanalyse, um die Rollenkonfusion zu klären, wer Täter und wer Opfer ist, sowie die Objekt- und Selbstwahrnehmung und -differenzierung zu stärken und damit dem Patienten zu einer adäquateren Selbst- und Objekteinschätzung zu verhelfen.
- Der Analytiker muss in dieser Phase eine Übertragungsfigur sein, die den Patienten nicht verurteilt, sondern annimmt, um Erfahrungen zu ermöglichen, die im Kontrast zu Erwartungen stehen, die von Täterintrojekten geprägt wurden. Diese Täterintrojekte kommen in strengen, oft irrationalen, verurteilenden Über-Ich-Geboten zum Ausdruck. Die Aufgabe des Analytikers ist, diese in Form einer die Werte des Patienten vertretenden Haltung in Frage zu stellen und

entsprechend zu korrigieren. Um Über-Ich-Projektionen auf den Analytiker aufzulösen und die Angst vor Verurteilung zu mildern, ist eine empathische, nicht wertende, Über-Ich mildernde Haltung notwendig. Zentral ist hier, Abwehrmechanismen zu deuten, die den Täter vor der eigenen Aggression schützen sollen (wie zum Beispiel die Wendung der Aggression gegen das Selbst oder die Identifikation mit dem Aggressor), um beim Patienten selbstschädigendes Agieren zu verhindern.

- Erst gegen Ende des Integrationsprozesses wird das Durcharbeiten der negativen Übertragung möglich. Aggressionen wie libidinöse Wünsche können in der Übertragungsbeziehung durchgearbeitet und die aus diesen Wünschen resultierenden Konflikte gedeutet werden. Dadurch wird eine Integration der traumatischen Erfahrungen in die psychische Struktur ermöglicht und ein langfristiger Heilungserfolg gewährleistet (Barwinski Fäh, 2005). Die Wahrnehmung der negativen Übertragung verhilft den Patienten, Gefühle, die mit traumatischen Situationen einhergingen oder dieser folgten, weiter zu differenzieren und daraus resultierende Konflikte zu lösen sowie aufgrund der traumatisierenden Erfahrungen nicht geleistete Entwicklungsaufgaben und -konflikte aufzunehmen bzw. zu einer Lösung zu bringen.
- Entwickelt sich eine starke negative Übertragung, bevor die psychischen Voraussetzungen erfüllt sind, um diese Gefühle in der Beziehung zum Analytiker zu ertragen, wird die in der traumatischen Situation erfahrene Täter-Opfer-Dynamik reproduziert. Diese kann aber nicht durchgearbeitet werden und führt letztlich zu einer Retraumatisierung des Patienten. Erst wenn ein dosierter Umgang mit traumatischen Affekten möglich wird und sich das Sicherheitsgefühl mittels Modifikationen in der psychischen „Innenwelt“ aufrecht erhalten lässt, können traumatisierende Haltungen und Handlungen zentraler Bezugspersonen in der negativen Übertragung durchgearbeitet werden. Über das Verständnis von Übertragungsgefühlen wird es möglich, eigene bisher unbewusste Wünsche an das traumatisierende Objekt zu erkennen.

7.3 Umgang mit der Gegenübertragung

Wie die vorangehenden Ausführungen verdeutlichen, gestaltet sich die Übertragung je nach dem Integrationsgrad traumatischer Erfahrungen sehr unterschiedlich. Während bei schwach integrierten traumatischen Erfahrungen die Beziehungsregulierung vor allem durch „unbewusstes, implizites“ Wissen gestaltet wird, zeigen sich in späteren Behandlungsphasen Übertragungsmanifestationen, wie wir sie aus der Bearbeitung einer Wunsch-Abwehr-Dynamik kennen. Wie ich im Folgenden zu zeigen versuche, wird auch die Gegenübertragung wesentlich durch die Form der Repräsentation geprägt, da mit den unterschiedlichen Stufen der Repräsentation unterschiedliche Affektintensitäten verknüpft sind

Ein Modell, das sich besonders für das Verständnis der Gegenübertragung im therapeutischen Prozess eignet, stammt aus der Semiotik. Mit Hilfe der Zeichentheorie von Charles Peirce versuche ich, Vorstellungen darüber zu entwickeln, wie die Gegenübertragung im Verlauf der Traumabearbeitung der Repräsentationsform traumatischer Erfahrungen entsprechend verstanden werden kann.

7.3.1 Exkurs in die Semiotik: Semiotik und Repräsentation traumatischer Erfahrungen

Charles Peirce hat eine Typologie von Zeichensystemen entwickelt, die im wesentlichen drei Stufen umfasst: ikonisch, indexikalisch und symbolisch.

- Auf der *ikonischen Ebene* bildet das Zeichen das Bezeichnete ab. Es weist – wie Peirce es nennt – „Ähnlichkeiten“ mit dem Objekt auf. Das Zeichen als Ikon, als Bild drückt sein Bezeichnetes unmittelbar aus. Das Bild stellt in sich das Bezeichnete dar.
- Eine stärkere Ablösung des Zeichens vom Bezeichneten tritt auf der *indexikalischen Ebene* ein. Hier wird das Zeichen zum Anzeichen bzw. Hinweis auf das Objekt, auf das Bezeichnete. Paraverbale Kommunikation wie Mimik oder Gestik sind Beispiele für diese Ebene.
- Im *symbolischen Zeichensystem* ist die natürliche Verbindung von Zeichen und Bezeichnetem nahezu völlig aufgelöst. Das Symbol ist will-

kürlich im Sinne von nicht abbildlich. Die Sprache z.B. entspricht dieser Repräsentationsebene.

Die Zuordnung ist konventioneller Natur und bestimmt durch das jeweilige sprachliche Zeichensystem. Ob die Kuh nun „caa", „cow" oder „cache" genannt wird, steht in keiner Beziehung zum realen Objekt. Erst relativ spät in ihrer Entwicklung verstehen die Kinder die Konventionalität der symbolischen Zeichen. Fragt man etwa ein vierjähriges Kind, dem eine Kuh gezeigt wird, warum diese „Kuh" heißt und nicht etwa „Pferd", so fällt die Antwort etwa so aus: „Das sieht doch jeder, dass dies eine Kuh ist und kein Pferd". Wie bei den Pränominalisten im europäischen Mittelalter wird der Name als natürlicher Bestandteil des Gegenstands angesehen (Fischer et al., 2008).

7.3.1.1 Umgang mit der Gegenübertagung im ersten Zyklus der Traumaverarbeitung

Wie ausgeführt stehen im ersten Zyklus Prozesse der Semiose, der Bild- und Sprachfindung im Vordergrund. Hier geht es also nicht um die Verdrängung von Erkenntnis (wie bei der neurotischen Konfliktverarbeitung), sondern um erkennende Sprachfindung. Das heisst, es geht um Prozesse, die die ikonische Ebene in die indexikalische, und schließlich in die symbolische Ebene überführen. Wir übertragen nun die von Peirce vorgeschlagene Typologie von Zeichensystemen auf den Vorgang der Repräsentation traumatischer Erfahrungen.

Nach Peirce weist das Zeichen auf der ikonischen Ebene große Ähnlichkeiten mit dem Bezeichneten auf. Ein Beispiel für die ikonische Ebene aus dem Traumaintegrationsprozess sind Albträume, die weitgehende Abbildungen des traumatischen Geschehens sind. Bezeichnend für diese Träume ist, dass sie mit starken Affekten verknüpft sind. Wir wachen z.B. während eines Albtraums in der Regel auf, weil es im Traum nicht gelingt, die heftigen Affekte zu mildern. Diese Beobachtung bestätigt die Hypothese, dass auf der ikonischen Ebene der Repräsentation die Affekte stärker sind als z.B. auf der symbolischen Ebene – eine Beobachtung, die im Einklang mit den in den vorangehenden Kapiteln ausgeführten Überlegungen zur Gedächtnispsychologie steht. Aufgrund dieser Beobachtung kann der Schluss gezogen werden, dass mit abnehmender „Ähnlichkeit" zwischen Zeichen und Bezeichnetem auch die Affektintensität abnimmt. Die nachfolgend erwähnten Beispiele – vor allem die Differenzierung der Gegenübertragung des Therapeuten bzw. der Therapeutin entsprechend dem Integrationsgrad traumatischer Erfahrungen beim Patienten – werden zeigen, dass sich diese These in der Praxis durchaus bewährt.

Erinnerungen auf ikonischer Ebene entsprechen vermutlich dem, was Eckhardt-Henn (2002) als mit traumatischen Erlebnissen verbundenes „psychisch unverdautes Material" bezeichnet, „welches nicht in Narrative umgesetzt und encodiert werden konnte" (Eckhardt-Henn, 2002, S. 143). „Verdaut" werden die „Beta-Elemente" des Patienten (um einen Ausdruck von Bion, 1962, zu gebrauchen, der meiner Meinung nach wesentliche Eigenschaften erfasst, die für in ikonischer Form repräsentiertes Material spezifisch sind), über die Transformation der projektiven Identifizierungen des Patienten (Ferro, 2003). Sie ist die Aufgabe des Analytikers. Zentral wird damit die Gegenübertragung des Analytikers, seine Empfänglichkeit oder Unzugänglichkeit für die projektiven Identifikationen des Patienten und seine Fähigkeit, die Beta-Elemente des Patienten durch seine psychische Aktivität zu modifizieren.

Entsprechend sind für Therapeutenim ersten Behandlungszyklus die Gegenübertragungsgefühle sehr belastend. Zum Beispiel versetzt ihn der Traumabericht des Patienten in ähnliche – wenn auch in ihrer Intensität abgemilderte – Gefühle, wie sie der Patient in der traumatischen Situation erlebt hat. Miller et al. (1988) sprechen von „emotionaler Ansteckung", um diesen Vorgang zu erfassen. Die Differenzierung zwischen Selbst und Objekt geht beim Therapeuten verloren: Der Therapeut identifiziert sich in einer sehr globalen Weise mit dem Patienten. Mit der Ähnlichkeit des Zeichens mit dem Bezeichneten droht auch die Differenzierung zwischen Selbst und Objekt in der Gegenübertragung verloren zu gehen. Ein Beispiel, das diese Hypothese zu bestätigen scheint, ist ein typisches Gegenübertragungsphänomen dieses ersten Zyklus der Traumabearbeitung: Der Therapeut erlebt stellvertretend für den Patienten dessen

Gefühle. Mittels projektiver Identifikation wird der Therapeut zum Teilobjekt des Patienten, das die Gefühle des Patienten in sich wahrnimmt und ihm in „verdauter" Form zurückgeben muss (Hoderegger, 1993, 2002).

Der Übergang vom ersten zum zweiten Zyklus zeigt sich auf der indexikalischen Ebene. Über den Handlungsdialog wird die traumatische Erfahrung auf eine symbolische Ebene übergeführt. Ich möchte diesen Übergang mit einem Beispiel verdeutlichen.

Frau M., die schwere sexuelle Übergriffe in ihrer Kindheit erleben musste, schilderte zu Beginn ihrer Behandlung folgende Schwierigkeit: Sie hatte Angst vor den Blicken – den Augen – der Menschen. Sie hatte Angst, die Leute könnten „sehen", was sie denkt. Sie sagte: „Ich kann nicht zwischen innen und außen unterscheiden. Ich fühle mich so, als könne man Inneres nach außen kehren und umgekehrt."

Wie sich später zeigen sollte, spiegelte diese Angst einen Aspekt der traumatischen Situation wider (die Blicke des Täters, „mit denen er sie auszog"), aber gleichzeitig auch eine Form der Erlebnisverarbeitung: Die Angst vor ihren eigenen Gefühlen wehrte sie ab, indem sie diese als Bedrohung in der Außenwelt wahrnahm. Zu diesem Zeitpunkt war ihr noch nicht bewusst, dass ihre heftigen Affekte in enger Verbindung mit Erlebniszuständen aus der Vergangenheit standen. Bevor diese Einsicht möglich wurde, leistete sie einen wichtigen Erkenntnisschritt, der – wie ich vermute – Bedingung für die Fortsetzung des Integrationsprozesses war.

Sie entschloss sich kurzfristig, ein paar Tage ans Meer zu fahren, um „Abstand zu bekommen." Als sie nach diesem verlängerten Wochenende zur Sitzung kam, berichtete sie folgende Einsicht: „Es ging mir nicht schlecht, am ersten Tag sogar besser, aber ich habe gemerkt, dass ich nicht vor meinen Problemen weglaufen kann. Sie sind wirklich in mir – man kann Inneres nicht einfach außen zurücklassen. Ich habe gespürt, dass da Ängste in mir sind – dass die Gefahr nicht von außen kommt. Das erleichtert mich, weil mir dann die Menschen, vor allem die Blicke, nicht mehr so viel Angst machen, aber es bedrückt mich auch: Ich kann vor den Anderen weglaufen, aber ich kann nicht vor mir selbst davonkommen."

Sie begann zwischen psychischer und äußerer Realität zu unterscheiden. Über die Überprüfung ihrer Gefühle in einer anderen Umgebung war es ihr möglich geworden, die eigenen Gefühle als eigene psychische Verfassungen zu erkennen. Aufgabe der Therapeutin war in dieser Episode, den Handlungsdialog in Worte zu fassen. Damit wurde der Übergang von der Handlung zur symbolischen, psychischen Repräsentation möglich.

Die mangelnde Selbst- und Objektdifferenzierung, die mit der Reaktivierung traumatisierender Erfahrungen einhergeht, scheint Resultat der bereits erwähnten Regressionsbewegung zu sein. Psychische Repräsentanzen können nicht mehr als psychische Repräsentanzen wahrgenommen werden. (In der Terminologie von Peirce ausgedrückt: Die Ähnlichkeit zwischen Bezeichnetem und Zeichen nimmt zu.) Entsprechend zeigen sich Abwehrmaßnahmen vor allem auf der interpersonellen Ebene. Personen oder Orte, die an die traumatische Erfahrung erinnern könnten, werden vermieden. Über äußeren Abstand wird versucht, innere psychische Distanz zu wahren. Das vorangehende Beispiel verdeutlicht eindrücklich diese Konkretisierung psychischer Prozesse.

Für die Gegenübertragung bedeutet das: Sie bleibt auf der indexikalischen Ebene emotional belastend für den Therapeuten, kann aber wesentlich besser über die Wahrnehmung und das Verständnis eigener Handlungsimpulse aufgelöst werden.

7.3.1.2 Umgang mit der Gegenübertagung im zweiten Zyklus der Traumaverarbeitung

Im zweiten Zyklus ist die symbolische Repräsentation des traumatischen Geschehens weitgehend möglich geworden. Die traumatische Situation kann wahrgenommen und in Worten beschrieben werden, und die Erinnerung an traumatisierende Erfahrungen geht nicht mehr mit überwältigenden Affekten einher. In dieser Behandlungsphase bleiben psychische Repräsentanzen als Repräsentanzen erhalten, was im ersten Zyklus des Traumaverarbeitungsprozesses nicht möglich war. Damit kann zwischen realer Beziehung und Übertragung unterschieden werden, und Übertragungsdeutungen werden möglich.

Zum Beispiel berichtete mir eine Patientin, die in ihrer Kindheit schwere Verlusterlebnisse erleiden musste, folgenden Traum: Sie will zu mir zur Sitzung kommen. Als sie an der richtigen Adresse ankommt, ist mein Haus verschwunden.

Mit diesem Traum gelingt es der Patientin für ihre Angst ein Bild zu finden und mir in Worten mitzuteilen, was ihr in der Beziehung zu mir Angst bereitet. Ein fließender Übergang von einer Repräsentationsebene zur anderen war möglich geworden. Die Gegenübertragung ist im zweiten Zyklus der Traumabearbeitung oft nicht so einfach zu durchschauen wie im vorangehenden Beispiel. Sie ist aber nicht mehr mit diesen heftigen Gefühlen verbunden wie im ersten Verarbeitungszyklus traumatischer Erfahrungen.

Während bei schwach integrierten traumatischen Erfahrungen die Differenzierung zwischen Selbst und Objekt verloren geht, werden mit zunehmendem Integrationsgrad die Gegenübertragungsgefühle des Therapeuten/der Therapeutin „objektaler“ in dem Sinne, dass komplementäre und konkordante Gegenübertragungsgefühle die Beziehung bestimmen. In dieser Behandlungsphase wird die Gegenübertragung des Therapeuten vor allem durch zwei Schwierigkeiten geprägt:

- Der Therapeut wird in der Wahrnehmung des Patienten zum traumatisierenden Objekt.
- Patienten übertragen ihre Selbstverurteilung auf den Therapeuten: Via Über-Ich- Projektion wird der Therapeut zum Ankläger, der dem Patienten die Schuld für traumatische Ereignisse zuspricht

Als Beispiel für die erstgenannte Gegenübertragungsschwierigkeit möchte ich eine Sequenz aus der Behandlung von Frau A. anführen.

In der 17. Stunde, unmittelbar vor der Abreise des Analytikers nach Europa, kam Frau A. zunächst darauf zu sprechen, wie sie sich gegenüber der Frau ihres früheren Geliebten schuldig gefühlt habe. Danach berichtete sie, wie ihr Vater, nach der Abtreibung, die Kinder dazu angehalten habe, für die Mutter zu beten. Als sie dann trotzdem starb, fühlte sich Frau A. persönlich mitschuldig am Tod der Mutter, da sie sich nicht genügend angestrengt habe. Der Analytiker erwähnte, wie jedes Kind auch aggressive Gedanken gegen seine Eltern hege, aus Eifersucht und Neid z.B. das Verschwinden von Geschwistern oder Eltern wünsche, aber sich vor solchen Wünschen zutiefst fürchte, da es doch gerade von den Eltern so abhängig sei, und wie schrecklich es sei, wenn sich solche verhohlenen Wünsche plötzlich in grausamer Weise bewahrheiten.

Frau A. reagierte auf diese Deutung mit Panik, Verzweiflung und Wut, die sich in Suizidwünschen und Selbstentwertung zeigte. Sie wollte sich umbringen, weil sie nicht lebenswert sei. Alles, was sie bis jetzt gesagt habe, komme ihr wie eine große Lüge vor, es werde ihr nie besser gehen, sie verdiene nichts Besseres. Sie hatte den Eindruck, dass der Analytiker sie aufgrund ihrer „bösen Gefühle" verurteile, und dass sie nicht lebenswert sei.

Nach einigem Zögern entschloss sie sich, den Analytiker anzurufen und ihn um eine Extrastunde an jenem Abend zu bitten. Als ihr der Analytiker in der Notfallstunde vorschlug, dass hinter ihrer Verzweiflung tiefe innere Konflikte verborgen lägen und der intensiven (mit vier Sitzungen pro Woche) psychoanalytischen Bearbeitung bedürfen, war sie sofort dazu bereit.

Die Deutung ödipaler Aggression schien bei Frau A. ihre unbewusste Überzeugung bestätigt zu haben, dass sie aufgrund ihrer „bösen" Gefühle gegenüber der Mutter deren Tod verschuldet habe. Der Analytiker hatte im Erleben von Frau A. vermutlich die Rolle des Vaters übernommen, der die Kinder in die Situation brachte, dass sie sich schuldig für den Tod der Mutter fühlten. Die negative Übertragung wurde in der Folge durch die Projektion eigener Über-Ich-Inhalte auf den Analytiker verstärkt. Sie hatte Angst, der Analytiker würde sie verurteilen. Offensichtlich war das Arbeitsbündnis bereits so gefestigt, dass Frau A. den Analytiker anrufen und um eine Zusatzstunde bitten konnte.

Als Fallbeispiel für *Über-Ich-Projektionen* möchte ich wiederum eine Sequenz aus der Analyse von Frau A. anführen.

In der 61. Stunde berichtete Frau A. dem Analytiker von Erinnerungen, in denen sie sich reale Schuld aufgeladen hatte. Sie bekannte z.B. tiefe Schuld über einen Vorfall, der sich ereignete, bevor sie siebenjährig war. Sie spielte mit ihren jüngeren Geschwistern Verstecken in der Scheune. Der zwei Jahre jüngere Bruder brach durch den Heuboden und stürzte auf den harten Betonboden. Er zog sich eine schwere Kopfverletzung zu. Der Analytiker machte der Patientin keinen Vorwurf, sondern betonte, wie fahrlässig die Eltern gehandelt hätten, dass sie die Kinder dort spielen ließen. Erst daraufhin erinnerte sie sich an ihren Vater und Misshandlungen durch ihre Stiefmutter. „Sein Benehmen gegenüber den Kindern, als wir so schwer misshandelt wurden, schien zu sagen, dass er das nicht für wichtig genug hielt. Sonst hätte er nicht alles geschehen lassen. Oder als die kleine Schwester fast am Blinddarm gestorben ist. Und wie er dann immer wieder und in allem die Schuld umgedreht hat, immer wieder gelogen hat. Auch wir haben ihm geholfen, seine Schuld zu verstecken, ihm das Leben wieder herzustellen. Ich habe geglaubt, dass es mein Vater war, der soviel gelitten hat, nicht ich, als die Mutter starb, dass ich es nicht wert war".

Erst die Auflösung der Über-Ich-Projektion machte es Frau A. möglich, Mitgefühl für sich zu empfinden und den Vater als Täter zu erkennen. Hätte der Analytiker Frau A. verurteilt, hätte er die Umkehr der Täter und Opferrolle mitagiert. Indem er die Verantwortung realitätsgerecht ansprach, konnte Frau A. Umkehrung als Abwehr aufgeben und den Täter als Täter erkennen.

7.3.2 Deutung und semiotische Ebenen

Die genannten unterschiedlichen semantischen Ebenen sind nicht nur für die Behandlung von Traumafolgestörungen relevant, sondern fließen über vor- und außersprachliche Momente in jedem therapeutischen Dialog mit ein (Fischer, 2007). Der therapeutische Dialog findet niemals allein auf der semantischen Ebene expliziter Deutungen und Bedeutungen statt, sondern umfasst über die semantische Ebene hinaus „semiotische" Komponenten ikonischer und indexikalischer Art. In der Terminologie von Charles S. Peirce sind es bildhafte Zeichen, die vor allem das Klima oder die Atmosphäre ansprechen, sowie An-Zeichen, die auf mögliches Handeln hindeuten oder dieses veranlassen.

Bei der Bearbeitung traumatischer Erfahrungen haben die genannten semantischen Ebenen eine grössere Bedeutung als zum Beispiel bei der neurotischen Konfliktbearbeitung, da die zu bearbeitenden traumatischen Erfahrungen zu Beginn des Integrationsprozesses häufig nur auf der ikonischen und indexikalischen Ebene repräsentiert sind. Dies ist bei der Konfliktverarbeitung nicht der Fall. Hier wurden Geschehnisse oder verpönte Wünsche verdrängt oder desymbolisiert. Die Symbolisierung der Erfahrung ging jedoch der Verdrängung voraus.

Bevor ein für die Konfliktverarbeitung üblicher therapeutischer Umgang möglich wird, muss bei der Traumaverarbeitung die Symbolisierung der traumatischen Geschehnisse therapeutisch unterstützt werden. Erst dann werden zum Beispiel Übertragungsdeutungen oder wird die Arbeit am Widerstand möglich, wie dies für die Konfliktverarbeitung empfohlen wird. Diesen Sachverhalt meint vermutlich Ferro (1986, S. 242), wenn er darauf hinweist, dass die Deutung auf derselben Kommunikationsebene erfolgen muss, die der Patient benutzt: „Dies gewährleistet, dass all die semantischen Übergänge, die der Patient suggeriert, tatsächlich aufgenommen werden. Diese Kommunikationsebene ergibt sich aus dem Bewusstsein, dass die Alphabetisierung der Beta-Elemente des Patienten die Vorbedingung für jede Symbolisierung darstellt."

Aus kognitionspsychologischer Sicht entspricht die hier vorgeschlagene Differenzierung der Wissensrepräsentation weitgehend den von Piaget ausgearbeiteten Stadien der kognitiven Entwicklung. Zentral sind dabei folgende Phasen:

- die Periode der sensomotorischen Intelligenz (etwa 0 – 2 Jahre),
- die Periode der konkreten Operationen (etwa 2 – 12 Jahre),
- die häufig noch einmal unterteilt wird in eine präoperationale und eine konkret-operationale Phase sowie die Periode der formalen Operationen (etwa ab 11 Jahren).

Grundsätzlich erfolgt nach Piaget die Entwicklung in einer invarianten Abfolge von Stadien, die dadurch charakterisiert ist, dass zunehmend komplexere logische Operationen möglich werden. Aus den Reflexen, Bewegungen und Handlungen entwickelt sich anschauliches Denken, das durch zunehmende Ausbildung symbolischer Repräsentationen gekennzeichnet ist.

Die von Piaget ausgearbeitete Stadieneinteilung der kognitiven Entwicklung trägt zu einer Differenzierung des psychoanalytischen Einsichtsbegriff und damit auch zu einer Erweiterung des psychoanalytischen Deutungsbegriffs bei (Fischer, 2007). Je stärker der gestörte Persönlichkeitsbereich sich der Ebene konkreter Operationen oder den sensomotorischen Schemata nähert, desto deutlicher tritt die Notwendigkeit hervor, den Handlungsaspekt der Deutung zu berücksichtigen. Deutungen werden jetzt verstärkt unter dem performatorischen Aspekt einer Sprachhandlung betrachtet, wie ihn beispielsweise die „Pragmalinguistik" herausarbeitet, bis hin zu Deutungen, die überwiegend im Medium des

Handelns gegeben werden. Anders gesagt: Explizit verbale Deutungen heben überwiegend auf den „Darstellungsaspekt“ der Sprache ab und sind in dem Maße kontraindiziert, weil bestenfalls unwirksam, wie das Entwicklungsniveau von Ich, Selbst und Objektbeziehungen des Patienten einen Schwerpunkt auf der Stufe der konkreten Operationen oder in präoperationalen Stadien aufweist: „Das letztlich aufklärerische Ziel des psychoanalytischen Dialogs mit dem Schwerpunkt der Deutung, Unbewusstes bewusst zu machen, wird dabei keineswegs aufgegeben, sondern um das kommunikative Medium der Handlung bzw. Inter-Aktion erweitert“ (Fischer et al., 2008, S. 12).

Auf den Bereich der Semiotik und Traumaverarbeitung übertragen, bedeutet dies, dass entsprechend den Störungsbereichen der Persönlichkeit die Intervention in ihrer semiotischen Struktur dem Niveau der Repräsentationsstufe der Verarbeitung traumatischer Erfahrungen des Patienten angeglichen werden muss. Im ersten Zyklus der Traumaverarbeitung herrscht die ikonische und indexikalische Ebene vor, die in der Terminologie von Piaget der Stufe der konkreten Operationen oder der sensomotorischen Schemata zugeordnet werden kann. Auf dieser Ebene beispielsweise Übertragungsdeutungen zu geben, ist fehl am Platz, da sie vom Patienten nicht verstanden werden. Umgekehrt sind Deutungen kontraindiziert, die die ikonische oder indexikalische Ebene betreffen, wenn die Ebene der symbolischen Darstellung erreicht ist.

Zur Illustration möchte ich auf die beiden Fallvignetten verweisen, die ich als Beispiel für den unterschiedlichem Umgang mit Verlustangst vorgestellt hatte. In der ersten Vignette war die Patientin nach der Sitzung mit ihrem Fahrrad gegen einen Baum gefahren, da sie sich durch den Blick auf die Uhr von der Therapeutin abgelehnt gefühlt und ihre Aggression gegen sich gerichtet hatte. In der zweiten Episode kam die Therapeutin zu spät zur Stunde, da sie in einen Verkehrsstau geraten war. In dieser Sequenz konnten die Verlustängste der Patientin und damit einhergehende Aggressionen in der Übertragung durchgearbeitet werden. Diese beiden Vignetten verdeutlichen eindrücklich, dass die Ebene der Intervention der Kommunikationsebene des Patienten entsprechen muss. Hätte die Analytikerin zum Zeitpunkt der ersten Vignette das Agieren der

Patientin als Übertragung gedeutet, hätte sich die Patientin sicher nicht verstanden gefühlt, sondern die Intervention der Analytikerin als Vorwurf erlebt. Auf dieser Ebene war es wichtig, der Patientin durch eine wohlwollende Haltung zu verdeutlichen, dass die Analytikerin sie verstanden hatte und mit ihren heftigen Gefühlen umgehen kann. In der zweiten Vignette war dagegen die Deutung der Übertragung zentral, um der Patientin Unbewusstes bewusst zu machen und korrigierende Erfahrungen zu ermöglichen.

7.4 Zusammenfassung

Sind traumatische Situationen nur schwach integriert, braucht es zusätzliche Techniken, um den Patienten einen dosierten Umgang mit Affekten zu ermöglichen, die mit der Reaktivierung traumatischer Situationen einhergehen (Horowitz 1986; Fischer, 2000). Sind dagegen traumatisierende Erfahrungen so weit verarbeitet, dass Erinnerungen an traumatische Situationen nicht von überwältigenden Affekten begleitet werden, sind diese Dosierungs- und Distanzierungstechniken überflüssig geworden.

In der zweiten Phase der Traumabearbeitung sollten vor allem Objektdeutungen gegeben werden, um die Konfusion über die Täter- und Opferrolle zu klären. Erst gegen Ende des Integrationsprozesses wird ein Vorgehen möglich, wie es in der Psychoanalyse üblich ist. Der Analytiker folgt den Assoziationen des Patienten und gibt vor allem Subjektdeutungen, um unbewusste, verpönte Wünsche bewusst zu machen und daraus resultierende Konflikte aufzulösen.

Die Übertragung wird durch die Form der Wissensrepräsentation von traumatischen Erfahrungen geprägt.

1. In der ersten Behandlungsphase sind Übertragungsdeutungen fehl am Platz, da innere Repräsentanzen nicht aufrechterhalten werden können und damit auch die klare Unterscheidung zwischen Als-ob-Welt oder der „Mikrowelt“ der Übertragung und aktueller Beziehungserfahrung nicht gegeben ist. Um Übertragungsdeutungen verstehen und nutzen zu können, muss ein Integrationsgrad traumatisierender

Erfahrungen erreicht sein, in dem traumatische Affekte ihre ursprüngliche Heftigkeit verloren haben und die Fähigkeit aufrecht erhalten werden kann, das Sicherheitsgefühl psychisch regulieren zu können.

2. Eine Behandlungstechnik, die sich ausschließlich auf das Hier und Jetzt in der Beziehung beschränkt, wird traumatisierten Patienten nicht gerecht. Es sollten auch nonverbale, sensorische und affektive Aspekte der Interaktion immer in Bezug zur traumatischen Situation verstanden und gedeutet werden.
3. Im zweiten Zxklus der Traumbearbeitung können Konflikte und Phantasien, die durch die traumatische Erfahrung entstanden sind oder verschärft wurden, in der Übertragung durchgearbeitet und gedeutet werden. Über die Verknüpfung mit bereits bestehenden Konflikten und Phantasien und deren Bearbeitung in der Übertragung werden traumatische Erfahrungen in die psychische Struktur integriert.
4. Bleiben Repräsentanzen verfügbar, wird die Sicherheitsregulation wieder in Form von Veränderungen der psychischen Innenwelt möglich. Es wird möglich, mittels Deutung negative Übertragungen und Über-Ich-Projektionen aufzulösen und so das Sicherheitsgefühl zu festigen.
5. Auch die Gegenübertragung wird im wesentlich durch den Integrationsgrad traumatischer Erfahren bestimmt, da mit den unterschiedlichen Stufen der Repräsentation – ikonisch, indexikalisch und symbolisch – unterschiedliche Affektintensitäten verknüpft sind:
   - Auf der ikonischen Ebene ist die Gegenübertragung für den Therapeuten sehr belastend: Die Differenzierung zwischen Selbst und Objekt geht beim Therapeuten verloren. Mittels projektiver Identifikation wird der Therapeut zum Teilobjekt des Patienten, das die Gefühle des Patienten in abgemilderter Form in sich wahrnimmt.
   - Auf der indexikalischen Ebene, die ich hier als Handlungsdialog beschrieben habe, bleibt die Gegenübertragung emotional belastend für den Therapeuten, kann aber über die Wahrnehmung und das Verständnis eigener Handlungsimpulse aufgelöst werden.
   - Auf der symbolischen Ebene bleiben psychische Repräsentanzen erhalten, d.h. über Verständnis kann die Übertragung aufgelöst werden.

Anmerkungen

1) Der Begriff „Affekt" steht für besonders starke und/oder für unkontrollierte Emotionen. Die Begriffe „Emotion" und „Gefühl" gebrauche ich synonym obwohl manche Autoren (z.B. Damasio, 2003) den Begriff „Emotion" auf die äussere Seite eines emotionalen Zustands beziehen – auf dasjenige, was man davon beobachten kann – und den Begriff „Gefühl" für die innere, subjektive Erfahrung der Emotionen reservieren.

2) Diese Phänomene lassen sich als Entsprechungen impliziter Gedächtnisleistungen verstehen (Tobias, Kihlstrom & Schacter, 1992). Sie verweisen auf ein vorangegangenes traumatisches Ereignis, ohne dass die Betroffenen diesen Zusammenhang herstellen können bzw. an dass die Symptome verursachende Ereignis explizit erinnern können.

3) Reviere (1996) führt dementsprechend zur Unterscheidung zwischen Dissoziation und Verdrängung aus: „…repression may be related more to the primary process thinking of the unconscious, where the repressed material become indistinguishable from instinctual fantasies; dissociation however, seems most often to retain a secondary process level on functioning, with fragmented ego states retaining relative ability for reality testing. Theoretically, then, the memories themselves remain intact, clear, and untransformed in dissociation whereas repressed material may be condensed, disguised screened, or otherwise distorted" (S.16). Entsprechend den unterschiedlichen Funktionsprinzipien des primär- und sekundärhaften Denkens variiert die Form und die Art der Erinnerung an traumatische Geschehnisse.

4) Der ausführliche Behandlungsbericht von Frau M. findet sich in Barwinski Fäh (2005): Traumabearbeitung in psychoanalytischen Langzeitbehandlungen.

5) Wie in Kapitel 4 ausgeführt wird, kann die Aussage, dass traumatische Erinnerungen ausschließlich im impliziten Gedächtnis gespeichert werden, in dieser absoluten Form nicht aufrecht erhalten werden. Die hier vorgetragene Vereinfachung gibt jedoch einen ersten Hinweis, um welche Form der Wissensrepräsentation es sich bei verdrängten oder dissoziierten Erinnerungen handelt.

6) Stern (1985) führt aufgrund seiner Ergebnisse aus Säuglingsforschung dazu aus: „Das basale Empfinden seiner selbst, das von Anbeginn besteht, bezieht sich auf die Erfahrungen des Selbst als Handelndem (die eigene Aktivität), das Erleben von Affekten, sich verändernden Zuständen des Bewusstseins, Denkens und Wahrnehmens, der Selbstkohärenz und der Erfahrung von Kontinuität (Geschichtlichkeit) (zit. in Ludwig-Körner, 2002, S.648).

7) Fonagy und Target (1996) heben hervor, dass Opfer von Misshandlungen Traumatisierungen zu bewältigen versuchen, indem sie sich weigern, sich mit dem Denken der Personen zu befassen, an die sie gebunden sind. Wird diese Abwehrform über längere Zeit hinweg aufrechterhalten, wird damit ihre Fähigkeit, sich die eigenen Geisteszustände wie die der anderen vorzustellen, gestört. Wie Fonagy und Target aus entwicklungspsychologischer Sicht weiter ausführen, könne empirisch nachgewiesen werden, dass die Fähigkeit der Eltern, sich in das Kindes einzufühlen, das allgemeine Verständnis des Kindes für das Befinden anderer erleichtert und zwar dank der Vermittlung durch ein sicheres Gefühl der Zugehörigkeit (attachment). Wenn das innere Erleben nicht auf äußeres Verständnis stößt, verbleibt es unbezeichnet, nicht in Worte gefasst und ist daher verwirrend. Da infolge einer solchen Entwicklung die Selbst- und Objektrepräsentanzen schwach sind, wird die psychische Regulation in die Außenwelt verlagert. Der andere muss durch seine physische Präsenz das schematische, auf Verleugnung aufbauende und durch Selbstverurteilung ständig in seinem Lebensrecht bedrohte Selbst bestätigen und so der Selbstentwertung und Selbstzerstörung entgegenwirken. Misshandlung kann Kinder zum Beispiel veranlassen, sich von der Welt der „inneren Vorgänge“ zurückzuziehen. Geistige Nähe ist unerträglich schmerzlich, und das Nähebedürfnis drückt sich auf der körperlichen Ebene aus, was wiederum die Gefahr erhöht, erneut missbraucht zu werden.

8) Die Narration bildet einen wichtigen Übergang zum autobiographischen Gedächtnis. Sobald Kinder zu sprechen beginnen, wird auch zwischen Eltern und Kind über vergangene Ereignisse gesprochen. Damit wird die Vergangenheit als zeitliche Dimension ins Bewusstsein gerückt. Kinder nehmen emotional auswertende Informationen bereits mit etwa zweieinhalb Jahren in ihre Erzählungen der Vergangenheit auf (Fivush, 1993).

9) Der Begriff der Episode wird in den Definitionen des impliziten und expliziten Gedächtnisses in unterschiedlicher Bedeutung verwendet. Im impliziten Gedächtnis sind mehrere ähnliche Episoden zu einer prototypischen Ereignisrepräsentanz (RIG) zusammengefasst, wohingegen im sogenannten episodischen Gedächtnis einzelne Episoden erinnerbar sind. Episodisch im Sinne des impliziten Gedächtnisses wären etwa Abläufe von Aufwachen – Stillen – Einschlafen. Episoden des episodischen Gedächtnisses können relativ unwichig sein, zum Beispiel: Was habe ich gestern gegessen? Oder wichtiger: Habe ich den Herd abgeschaltet? Oder lebensgeschichtlich bedeutsam: Was erlebte ich, als meine Schwester verunfallte? Solche Episoden unterscheiden sich von den frühkindlichen verallgemeinerten Episoden, weil sie einzeln abgerufen werden können (vgl. Köhler, 1998, S.160).

10) „Working models"(Stern, 1985) sind bereits Modelle von Personen, an denen sich verschiedene Arten von RIG's ausbilden.

11) Wie erwähnt findet sich in der kognitionspsychologischen Gedächtnisforschung mit dem Konzept der kognitiv-emotionalen Schemata am ehesten eine Parallele zur Vorstellung von Interaktionsrepräsentanzen. Für die Integration traumatischer Erfahrungen interessiert hier vor allem die Ausdifferenzierung des Schema-Konzepts, wie sie von Fischer und Riedesser (1998) ausgearbeitet wurde.

12) vgl. hierzu die Überlegungen von Fischer und Riedesser (1998): Die genannten Autoren betonen die Wiederholungstendenz des Traumaschemas, die jedoch durch die Tendenz zur Wiederaufnahme und Vollendung der durch die traumatische Erfahrung unterbrochenen Handlung noch verstärkt wird.

13) Die beschriebene Form der Codierung ist mit einem bestimmten psychischen Zustand verbunden, der mit der Reaktivierung traumatischer Erfahrungen einhergeht. Im Gedächtnismodell könnte dieser Zustand durch die „k-line“ repräsentiert werden. Die zustandsabhängigen Erinnerungen sind an die „k-line“ geknüpft, die Episoden mit Wiederholungscharakter bündelt. Die Rückverfolgung der „k-line“ zu den ursprünglichen Episoden ist blockiert, da Erinnerung als Retraumatisierung erlebt wird.

14) Wie ausgeführt, kann aufgrund des Trauma-Integrationsmodells (Kapitel 3) angegeben werden, warum und wann bestimmte Formen der Erinnerung dominieren. Diese Fragen blieben bei den Untersuchungen von Person und Klar ausgeklammert.

15) Die Ergebnisse von Dalenberg (1996) stehen im Einklang mit den Folgerungen, die sich aus dem Gedächtnismodell von Moser und von Zeppelin für die Traumabearbeitung ergeben. Auch hier wird gefordert, dass aufgrund der Unmöglichkeit Erinnerungen intrapsychisch zu regulieren korrigierende Beziehungerfahrungen notwendig sind.

16) Diese Überlegungen decken sich mit den Ausführungen zu den Begriffen „Dissoziation“ und „Verdrängung“. In Kapitel 2 wurde gezeigt, dass bei dissoziativen Prozessen Erinnerungen nur auf einer bildhaften oder sensomotorischen Ebene möglich und in symbolischer Form dem Bewusstsein nicht zugänglich sind. Bei der Verdrängung sind Erinnerungen an traumatische Episoden in narrativer, symbolischer Form codiert und damit im expliziten Gedächtnis abgespeichert. Erst in einem zweiten Schritt werden diese Erinnerungen mittels des Abwehrmechanismus der Verdrängung vom Bewusstsein ferngehalten. Es handelt sich somit um unterschiedliche psychische Prozesse, die bezüglich Verarbeitungsgrad sehr unterschiedliche Stufen der Wissensrepräsentation verkörpern.

Literatur

Arlow, J. A. (1993): Unbewusste Phantasie. Zeitschrift für psychoanalytische Theorie und Praxis, 10, 150-162.

Baddeley, A.D. (1997): Human memory, theory and practice. Revistes Edition. Psychology Press, England.

Baranger, M., Baranger, W. & Mom, J. (1988): The infantile trauma from us to Freud: pure trauma, retroactivity and reconstruction. Int. Journal Psycho-Anal., 69, 113-128.

Bartlett, F.C. (1932): Remembering. Cambridge, Cambridge University Press.

Barwinski Fäh, R. (2003): Veränderungsprozesse in langfristigen Behandlungsverläufen traumatisierter Patienten. Zeitschrift für Psychotraumatologie und Psychologische Medizin, 2, 59-75.

Barwinski Fäh, R. (2005): Traumabearbeitung in psychoanalytischen Langzeitbehandlungen. Kröning, Asanger.

Barwinski, R. (2008): Abwehrmechanismen gegen die Kenntnisnahme psychischer Traumatisierung. Zeitschrift für Psychotraumatologie und Psychologische Medizin, 1, 27 – 35.

Bering, R., Fischer, G. & Johansen, F.F. (2002): Neurovulnerabilität der Hippokampusformation bei der posttraumatischen Belastungsstörung: Forschungsstand und Forschungshypothesen. Internet-Zeitschrift www.thieme.de/Fachzeitschriften/Psychotraumatologie, Heft 2

Bering, R., Horn, A. & Fischer, G. (2005): Die Psychopharmakotherapie der Posttraumatischen Belastungsstörung aus prozessorientierter Sicht. Zeitschrift für Psychotraumatologie und Psychologische Medizin, 2, 47-58.

Beebe, B. & Lachmann, F.F. (1994): Representation and Internalisation in Infancy: The Principles of Salience. Psychoanalytic Psychology, 11, 127-165.,

Bion, W.R. (1962): Learning from Experience. London, Heinemann.

Boon, S. & Draijer, N. (1993): Multiple personality disorder in The Netherlands: a clinical investigation of 71 patients. Am J Psychiatry 1993; 150:489-494

Bremner, J.D., Krystal, J.H., Southwick, S.M. & Charney, D.S. (1995): Funktional neuroanatomical correlates of the effects of stress on memory. Journal of traumatic Stress, 8 (4), 527-553

Clancy, S.A., McNally, R.J., Schacter, D.L. (1999): Effets of guided imagery on memory distortion in women reporting recovered memories of childhood abuse. Lournal of Traumatic Stress, 12 (4), 569-599.

Christianson, A.A. (1992): The handbook of emotion and memory. Research and theory. Lawrence Erlbaum Associates, Hillsdale, New Jersey.

Dalenberg, C.J. (1996): Accuracy, Timing and Circumstances of Disclosure in Theory of Recovered and Continuous Memories of Abuse. Journal of Psychiatry and Law, 24, 229-275.

Damasio, A.R. (2003): Looking for Spinoza. Joy, Sorrow, and the Feeling Brain. Harcourt Inc.

De Bellis, M.D., Baum, A.S., Birmaher, B. & Ryan, N.D. (1997). Urinary catecholamine excretion in childhood overanxious and posttraumatic stress disorders. Ann N Y Acad Sci,821, 451-455.

Dewan, E. M. (1969): The P-hypothesis fr REM's. AFCRL-69-0298. Phys. Science Research Papers, 388.

Eckhardt, A. (1996): Die Dissoziation – Klinische Phänomenologie, Ätiologie und Psychodynamik. In G.H. Seidler (Hg.), Hysterie heute. Metamorphosen eines Paradiesvogels (S. 37-55). Stuttgart, Enke.

Eckhardt-Henn, A. (2002): Dissoziation. In W. Mertens & B. Waldvogel (Hrsg.) Handbuch psychoanalytischer Grundbegriffe (2. Auflage). Stuttgart, Kohlhammer.

Edelman, G.M. (1992): Göttliche Luft, vernichtendes Feuer. Wie der Geist im Gehirn entsteht. München, Piper.

Ehlert, U., Wagner, D., Heinrichs, M. & Heim, C. (1999): Psychobiologische Aspekte der Posttraumatischen Belastungsstörung. Nervenarzt, 70, 773-779.

Emde, R.N. (1983): The Prerepresentational Self and ist Affective Core. Psychoanalytic Study of the Child., 38, 165-192.

Fairbairn, W.R.D. (1946): Object-relationships and dynamic structure. International Journal of Psycho-Analysis, 27, 30-37.

Fairbairn, W.R.D. (1954): Observations on the nature of hysterical states. British Journal of Medical Psychology, 27, 105-127.

Fast, I (1985): Event Theory: Apiaget-Freud Integration. Hillsdale, New York, Erlbaum.

Ferro, A. (1986): De Robot a Pinocchio: lento cammino di una trasformazione. Psichiatria dell'infanzia e dell'adolescenza, 53, 171-185.

Ferro, A. (2003): Das bipersonale Feld. Psychosozial-Verlag, Gießen.

Fischer, G. (1989, 2. Aufl. 1996): Dialektik der Veränderung in Psychoanalyse und Psychotherapie. Modell, Theorie und systematische Fallstudie. Heidelberg, Asanger.

Fischer, G. (2000): Mehrdimensionale Psychodynamische Traumatherapie MPTT. Heidelberg, Asanger.

Fischer, G. (2005): Konflikt, Paradox und Widerspruch. Für eine dialektische Psychoanalyse. (2. Aufl.), Kröning, Asanger.

Fischer, G. (2007): Kausale Psychotherapie. Kröning, Asanger.

Fischer, G. (2007).: Logik der Psychotherapie. Philosophische Grundlagen der Psychotherapiewissenschaft. Kröning, Asanger.

Fischer, G. & Riedesser, P. (1998): Lehrbuch der Psychotraumatologie. München, Reinhardt.

Fischer, G., Reddemann, L., Barwinski Fäh, R, & Bering, R. (2003): Traumaadaptierte tiefenpsychologisch fundierte und analytische Psychotherapie. Psychotherapeut, 48, 199-209.

Fischer,G., Barwinski, R., Eichenber, C, Fischer A., Mosetter,.K. & Mosetter, R. (2008: Zur Biosemiotik unterbrochener kommunikativer Handlung – auf dem Weg zu einer psychotraumatisch fundierten Psychosomatik. Zeitschrift für Psychotraumatologie und Psychologische Medizin, 2, 9-24.

Fivush, R. (1993): Emotional Content of Parent-Child Conversation About the Past. In: K. Nelson (Hg.): Memory and Affect in Development. (The Minnesota Symposia on Child Psychology 26), Hillsdale, New York, Lawrence Erlbaum, 39-78.

Fonagy, P. & Target, M.: (1996): Playing with reality. Int. Journal Psycho-Anal., 77, 217-233.

Fonagy, P., Roth A. & Higgitt, A (2005): The outcome of psychodynamic psychotherapy for psychological disorders. Clinical Neuroscience Research, 4, 367-377.

Ford, J.D. & Kidd, P. (1998): Early childhood trauma and disorders of extreme stress as predictors of treatment outcome with chronic PTSD. Journal of Trauamatic Stress, 11, 743-447.

Frank, B. (2008): Unterlagen zur Weiterbildung zum Fachpsychotherapeuten/ zur Fachpsychotherapeutin für Psychotraumatologie. Unveröffentlichtes Manuskript.

Freud, S. (1899: Über eine Deckerinnerung. GW, Bd. I, 75-312.

Freud, S. (1901): Zur Psychopathologie des Alltagslebens. GW, Bd. 4

Freud, S. (1912): Zur Dynamik der Übertragung, GW 8.

Freud, S. (1920): Jenseits des Lustprinzips. GW XIII, 3-69.

Freud, S. (1923): Das Ich und das Es. GW XIII, 237-289.

Glover, E. (1929): The screenung function of traumatic memories. International Journal of Psycho-Analysis, 10, 90-93.

Greenacre, P. (1967): Infantile Trauma and Genetic Patterns. In: Furst, S.S. (Hg.): Psychic Trauma. New York, Basic Books, 108-153.

Grünbaum, A. (1988): Die Grundlagen der Psychoanalyse. Eine philosophische Kritik. Reclam, Stuttgart.

Hartmann, H. (1939): Ich-Psychologie und Anpassungsprobleme. Internationale Zeitschrift für Psychoanalyse und Imago, 24.

Hartmann, E. (1996): Who develops PTSD nightmares and who doesn't. In: D. Barrett: Trauma and Dreams. London, Harvard University Press.

Heim, C., Owens, M.J., Plotsky, P.M. & Nemeroff, C.B. (1997): The Role of Earla Adverse Life Events in the Etiology of Depression and Posttraumatic Stress Disorder – Focus of Corticotropin- Releasing Factor. Annals of the New York Academy of Science, 821, 194-207.

Hinkeldey, S. & Fischer, G. (1999): Gedächtnisphänomene im Kontext psychotraumatischer Störungen. Kröning, Asanger.

Holderegger,H. (1993): Der Umgang mit dem Trauma. Stuttgart, Klett-Cotta.

Holderegger,H. (2002): Das Glück des verlorenen Kindes. Primäre Lebensorganisation und die Flüchtigkeit des Ich-Bewusstseins. Stuttgart, Klett-Cotta.

Horowitz, M. (1976): Stress Response Syndromes. New York, Jason Aronson.

Horowitz, M.J. & Reidbold, S.P. (1992): Memory, emotion, and response to trauma. In: S.A. Christianson (Ed.), 343-357.

Hull, A.M, (2002): Neuroimaging findings in post-traumatic stress disorder. Systematic review. In: Br. J. Psychiatry 181, S. 102-110.

Jacobson, E. (1964): The self and the object world. International University Press, New York.

Kardiner, A. (1941): The traumatic Neuroses of War. New York, P. Heber.

Kerz-Rühling, I. (2002): Deckerinnerungen. In: In W. Mertens & B. Waldvogel (Hrsg.): Handbuch psychoanalytischer Grundbegriffe, Kohlhammer, Stuttgart (2. Auflage), S.119-122.

Klüwer, R. (1983). Agieren und Mitagieren. Psyche, 37, 828-840.

Köhler, L. (1998): Einführung in die Entstehung des Gedächtnisses. In Koukkou, M., Leuzinger-Bohleber, M. & Mertens, W.(Hrg.), Erinnerung von Wirklchkeiten. Psychoanalyse und Neurowisssenschaften im Dialog. Stuttgart, VIP, 131-222-

Kohut, H. (1971): The analysis of the self. Int. Univ. Press, New York.

Krause, R. (1998): Allgemeine psychoanalytische Krankheitslehre. Band 2: Modelle. Kohlhammer, Stuttgart.

Kris, E. (1956): Die Aufdeckung von Kindheitserinnerungen in der Psychoanalyse. Psyche, 31 (1977), 732-768.

Krystal, H. (2001): Psychische Widerstandsfähigkeit: Anpassung und Restitution bei Holocaust-Überlebenden, Psyche 54, Nr. 9/10, S. 840-860.

Kuschel, B., de Broux, J., Bredenbeck, C. & Bering, R. (2006). Doxazosin zur Behandlung von Albträumen bei der Posttraumatischen Belastungsstörung. Zeitschrift für Psychotraumatologie und Psychologische Medizin, 1, 47-56.

Lichtenberg, J.D.(1989): Psychoanalysis and Motivation. Hillsdale, Neyw York, The Analytic Press.

Lorenzer, A. (1973): Über den Gegenstand der Psychoanalyse, oder: Sprache und Interaktion. Frankfurt a.M., Suhrkamp.

Ludwig-Körner, C. (2002): Selbst, Selbstgefühl. In W. Mertens & B. Waldvogel (Hrsg.): Handbuch psychoanalytischer Grundbegriffe, Kohlhammer, Stuttgart (2. Auflage), S.645-650.

Maercker, A. (Hrsg.)(1997): Therapie der posttraumatischen Belastungsstörungen. Springer, Berlin.

Mellman, T.A. (1997). Psychobiology of sleep disturbances in posttraumatic stress disorder. Ann N Y Acad Sci, 821, 142-149.

Mertens, W. (1998): Aspekte der psychoanalytischen Gedächtnistheorie. In: Koukkou, M., Leuzinger-Bohleber, M. & Mertens, W.(Hrg.), Erinnerung von Wirklchkeiten. Psychoanalyse und Neurowisssenschaften im Dialog. Stuttgart, VIP, 48-130.

Mertens, W. (2009): Psychoanalytische Erkenntnishaltung und Interventionen. Stuttgart, Kohlhammer Urban.

Miller K.I., Stiff J.B. & Ellis B.H. (1988). Communication and Empathy as Precursors to Burnout Among Human Service Workers. Communication Monographs 55: 268-283.

Minsky, M (1988): The Society of mind. New York, Simon and Schuster.

Moser, U. (2001): Übertragung, Gegenübertragung und therapeutische Situation am Beispiel früher Störungen. Psyche, 55, 97-136.

Moser, U., von Zeppelin, I. (1996): Die Entwicklung des Affektsystems. Psyche, 50, 32-84.

Moser, U. & von Zeppelin, I. (1996): Der geträumte Traum. Wie Träume entstehen und sich verändern. Stuttgart, Kohlhammer.

Nadel, L. (1990): Diskussionsbemerkungen zu Schacter: Perceptual Representation Systems and Implicit Memory. In: A. Diamond (Hg.): The Development and Neural Bases of Higher Cognitive Functions. Annals of the New York Academy of Sciences 608, p. 543-571.

Nelson, C. (1997): The neurobiological basis of early memory development. In: N. Cowan (Hg.): The Development of Memory in Childhood. Psychological Press, Howe, S. 41-82.

Noy, P. (1979): The Psychoanalytic Theory of Cognitive Development. Psychoanalytic Study of the Child, 34, 169-215.

Op den Velde, W. ; Falger, P.R., de Groen, J.H.M., van Duijn, H.; Hovens, J.E., Meizer, P., Soons, M. & Schouten, E.G-. W. (1990): Current psychiatric complaints of Dutch Resistance veterans: A feasibility study. Journal of Traumatic Stress, 3, 351-358.

Person, E.S. & Klar, H. (1994): Establishing Trauma: the Difficulty Distinguishing Between Memories and Fantasies. Journal of the American Psychoanalytic Association, 42, 1055-1081.

Piaget, J. (1959): Das Erwachen der Intelligenz beim Kinde. Ges. Werke, Bd.1, Stuttgart, Klett-Cotta, 1991.

Pitman, R.K., van der Kolk, B.A., Orr, S.P., Greenberg, M.S. (1990). Naloxone-reversible analgesic response to combat-related stimuli in posttraumatic stress disorder. A pilot study. Arch Gen Psychiatry, 47, 541-544.

Pitman, R.K., Shin, L.M. & Rauch, S.L. (2001): Investigating the pathogenesis of posttraumatic stress disorder with neuroimaging. In: J. Clin. Psychiatry 53, 380-387.

Putnam, F.W. (1989: Diagnosis and Treatment of Multiple Personality Disorder. New York, Guilford.

Rappaport, D. (1944): The Scientific Methodology of Psychoanalysis. In: M. Gill (Ed.), The Collected Papers of Davis Pappaport. (pp. 165-220). New York, Basic Books, 1967.

Rauch, S.L., van der Kolk, B.A., Fisler, R.E., Alpert, N.M., Orr., S.P., Savage, C.R., Fischman, A.J., Jenike, M.A. & Pitman, R.K. (1996): A symptomprovocation study of posttraumatic stress disorder using positron emmission tomography and script-driven imagery. In: Arch.Gen.Psychiatry 53, S.380-387.

Reddemann, L. (2001): Imagination als heilende Kraft. Stuttgart, Pfeiffer bei Klett Cotta.

Reviere, S.L. (1996): Memory of childhood trauma. The Guilford Press, New York.

Sandler, J. & Rosenblatt, B. (1984): The Concept of the Representational World. The Psychoanalytic Study of the Child, 17, 128-145.

Sandler, J & Sandler, A.M. (1988): Das frühe Unbewusste, das gegenwärtige Unbewusste und die Schicksale der Schuld: eine technische Perspektive. In: P. Kutter, R. Paramo-Ortega & P. Zagermann (Hg.): Die psychoanalytische Haltung. Auf der Suche nach dem Selbstbild deer Psychoanalyse. Verlag Internationale Psychoanalyse. München., S. 143-163.

Sandler, J. & Sandler, A.M. (1997): A Psychoanalytic Theory of Repression and the Unconscious. In J. Sandler & P. Fonagy (Eds.), Recovery Memories of Abuse;: True or False (pp. 163-181). Madison, Conn. International Universities Press.

Schacter, D. (1987): Implicit Memory: History and Current Status. Journal of Experimental Psychology: Learning, Memory and Cognition, 13, 501-518.

Schacter, D.L (1992): Understanding implicit memory. A cognitive science approach. American Psychologist, 47 (4), 59-569.

Scharff, J.S. & Scharff, D.E. (1994): Object relations theory of physical and sexual trauma. London, Jason Aronson.

Schneider, P.K. (2007). Multiplentherapie. Konzepte, Materialien und ernste Spiele für eine integrierte Praxis. Kröning, Asanger.

Schore, A.N. (1994): Affect Regulation and the Origin of the Self: Neurobiology of Emotional Development. Hillsdale, NJ, Erlbaum.

Schore, A.N. (2003). Affect dysregulation and the repair of self. New York: Norton.

Segal, H. (1974): Melanie Klein. Eine Einführung in ihr Werk. München, Kindler.

Shalev, A.Y., Orr, S.P., Peri, T., Schreiber, S. & Pitman R.K. (1992). Physiologic responses to loud tones in Israeli patients with posttraumatic stress disorder. Arch Gen Psychiatry, 49(11), 870-875.

Spiegel, D. (1991): Dissociation and Trauma. In: A. Tarman, A. & S. Goldfinger (Eds.), Review of Psychiatry, 10, 261-276.

Spiegel, D. & Cardena, E. (1991): Disintegrated experience: The dissociative disorders revisted. Journal of Abnormal Psychology, 100, 366-378.

Spinazolla, J., Blaustein, M. & Van der Kolk, B.A. (2005). Posttraumatic stress disorder treatment outcome research: The study of unrepresentative samples? Journal of Traumatic Stress, 18, 425- 436.

Stern, D.N. (1985): The Interpersonal World of the Infant. New York, Basic Books.

Stern, D. et al. (1998): Non interpretative mechanisms in psychoanalytic therapy. The 'something more' than interpretation. Int.J. Psycho-Anal., 79, 903-921.

Stoffels H, Ernst C. (2002): Erinnerung und Pseudoerinnerung: Über die Sehnsucht, Traumaopfer zu sein. Nervenarzt; 73: 445–51

Sugar, M. (1992): Toddlers' Traumatic Memories. Infant Mental Health Journal, 13, 245-251.

Terr, L. (1988): What Happens to Early Memories of Trauma? A Study of Twenty Children Under age Five at the Time of Documented Traumatic Events. Journal of the Academy of Child and Adolescent Psychiatry, 27, 96-104.

Tobias, B.A., Kihlstrom, J.F., & Schacter, D.L. (1992): Emotion and implicit memory. In: S.A. Christianson (Ed.), 67-92.

Tulving, E. (1972): Episodic and Semantic Memory. In: E. Tulving & E. Donaldson (Eds.), Organisation of Memory (pp. 282-402). New York, Academic Press.

Tulving, E. & Thompson, D. (1973): Encoding Specifity and Retrieval Processes in Episodic Memory. Psychological Review, 80, 353-373.

Ulmann, R.B. & Brothers, D. (1988): The shattered self. A psychoanalytic study of trauma. London, The Analytic Press.

van der Kolk, B.A. (1994): The body keeps the score: Memory and the evolving psychobiology of posttraumatic stress. Harvard Review Psychiatry, 1 (5), 253-265.

van der Kolk, B.A. (1996): Trauma and memory. In: B.A. van der Kolk, A.C. McFarlane, L. Weisaeth (Eds.), 279-302.

van der Kolk, B.A. (1998): Die sozialen und neurobiologischen Dimensionen des Zwanges Traumata zu wiederholen. Vortrag gehalten in Köln am Kongress „Trauma und kreative Lösungen", 5.-7.3.1998.

van der Kolk, B. & van der Hart, O. (1991): The intrusive past: The flexibility of memory and the engraving of trauma. American Imago, 48 (4), 425-454.

van der Kolk, B.A. & Fisler, R. (1995): Disociation ant the fragmentary nature of traumatic memories: Overview and exploratory study. Journal of Traumatic Sress, 8 (4), 505-525.

van der Kolk, B.A. & van der Hart, O. (1995): The intrusive past: The flexibility of memory and the engraving of trauma. In: C. Caruth (Ed.): Trauma: Explorations in memory. The John Hopkins University Press. Baltimore.

van der Kolk, B.A. & McFarlane, A.C. (1996): The black hole of trauma. In: B.A. van der Kolk, A.C. McFarlane, L. Weisaeth (Eds.), 3-23.

van der Kolk, B.A., McFarlane, A.C., & Weisaeth, L. (1996): Traumatic stress. The effects of overwhelming experience on mind, body and society. The Guilford Press, New York.

van Gisteren, L. (2008): Psychoanalyse und Neurobiologie. In: Jahrbuch der Psychoanalyse, 56, 137-152.

Villarreal, G. & King, C.Y. (2001): Brain imaging in posttraumatic stress disorder. Semin. In: Clin. Neuropsychiatry 6, S. 131-145.

Wurmser, L. (1996): Defizit, Defekt, Konflikt und narzisstischer Teufelskreis. Vortrag gehalten in Hannover, Psychoanalytischen Gesellschaft, 16. Okt., 1996; und Regensburg, Psychoanalytische Gesellschaft, 19. Okt., 1996.

Wurmser, L. (1998): Die schwere Neurose – Symptom, Funktion, Persönlichkeit. Lindauer Psychotherapiewochen 1998 (14. - 18. April).

Yehuda, R. (1997). Sensitization of the hypothalamic-pituitary-adrenal axis in posttraumatic stress disorder. Ann NY Acad Sci, 821, 57-75.

Zurek, G., Barwinski, R. & Fischer, G. (2002). Übertragung und Gegenübertragung in der Psychotherapie von Störungen mit psychotraumatischer Ätiologie. Psychotraumatologie, 1.

Psychotraumatologie
Psychotherapie
Psychoanalyse

Herausgegeben von
PD Dr. phil. Rosmarie Barwinski, PD Dr. med. Robert Bering,
Prof. Dr. Gottfried Fischer, Prof. Dr. León Wurmser

Band XXIV: Rosmarie Barwinski (2010). Die erinnerte Wirklichkeit. Zur Bedeutung von Erinnerungen im Prozess der Traumaverarbeitung. 170 S., 24,50 Euro (545-8)

Band XXIII: Manfred Sauer und Gottfried Fischer (Hrsg.) (2009). Jahrbuch Psychotraumatologie 2009. Biosemiotik in der psychosomatischen Medizin. 134 S., 19.50 Euro (530-4)

Band XXII: Silke Birgitta Gahleitner und Connie L. Gunderson (Hrsg.) (2009). Gender – Trauma – Sucht. Neues aus Forschung, Diagnostik und Praxis. 332 S., 34.50 Euro (542-7)

Band XXI: Werner Haas (2009). Das Hellinger-Virus. Zu Risiken und Nebenwirkungen von Aufstellungen. 2. korr. und erweit. Aufl., 186 S., 24.50 Euro (538-0)

Band XX: Ruthard Stachowske (Hrsg.) (2009). Drogen, Schwangerschaft und Lebensentwicklung der Kinder. Die Leiden der Kinder in suchtkranken Familien. 2. korr. Aufl., 410 S., 39.50 Euro (489-6)

Band XIX: Claus Henning Bachmann (2008). Freiheitsberaubung. Eine Vatersuche: Die Spur führt nach Auschwitz. 210 S., 25.50 Euro (497-0)

Band XVIII: Monika Becker-Fischer und Gottfried Fischer, unter Mitarbeit von Christiane Eichenberg (2008, 2. völlig neu bearb. Aufl.). Sexuelle Übergriffe in Psychotherapie und Psychiatrie. Orientierungshilfen für Therapeut und Klientin. 220 S., 25.50 Euro (460-4)

Band XVII: Brigitte Dennemarck-Jaeger (2008). Der ungehörte Schrei. Ingeborg Bachmanns Roman Malina und seine Interpreten – eine psychotraumatologische Studie. 194 S., 24.50 Euro (498-7)

Band XVI: Ruthard Stachowske (2008). Sucht und Drogen im ICF-Modell. Genogramm-Analysen in der Therapie von Abhängigkeit. 400 S., 39.50 Euro (478-9)

Band XV: Silke Birgitta Gahleitner und Connie L. Gunderson (Hrsg.) (2008). Frauen – Trauma – Sucht. Neue Forschungsergebnisse und Praxiserfahrungen. 200 S., 24.50 Euro (493-2)

Band XIV: Robert Bering (2007). Suizidalität und Trauma. Diagnostik und Intervention zur Vorbeugung suizidaler Erlebniszustände. 200 S., 25.50 Euro (462-4)

Band XIII: Katrin Boege und Rolf Manz (Hrsg.) (2007). Traumatische Ereignisse in einer globalisierten Welt. Interkulturelle Bewältigungsstrategien, psychologische Erstbetreuung und Therapie. 230 S., 22.- Euro (483-3)

Band XII: Manfred Krampl (2007). Einsatzkräfte im Stress. Auswirkungen von traumatischen Belastungen im Dienst. 230 S., 25.- Euro (486-4)

Band XI: Robert Bering und Luise Reddemann (Hrsg.) (2007). Jahrbuch Psychotraumatologie 2007. Schnittstellen von Medizin und Psychotraumatologie. 144 S., 19.50 Euro (475-8)

Band X: Renate Hochauf (2007). Frühes Trauma und Strukturdefizit. Ein psychoanalytisch-imaginativ orientierter Ansatz zur Bearbeitung früher und komplexer Traumatisierungen. 290 S., 29.- Euro (485-7)

Band IX: Monika Götz-Goerke (2007). Psychoanalytische Therapie mit früh traumatisierten Patienten. Innere und gemalte Bilder als therapeutischer Zugangsweg bei gravierenden und kumulativen Mikrotraumata der Kindheit. 280 S., 29.- Euro (470-5)

Band VIII: Mats Mehrstedt (2007). Zahnbehandlungsängste. Analyse empirischer Forschungsergebnisse aus der Literatur und Untersuchungsergebnisse aus der Praxis. 242 S., 23.- Euro (479-6)

Band VII: Angelika Birck (2006, 3. Aufl.).Traumatisierte Flüchtlinge – Wie glaubhaft sind ihr Aussagen? 164 S., 17.- Euro (376-8)

Band IV: Maria Pia Andreatta (2006). Erschütterung des Selbst- und Weltverständnisses durch Traumata. Auswirkungen von primärer und sekundärer Traumaexposition auf kognitive Schemata. 330 S., 29.- Euro (458-1)

Band V: Gottfried Fischer (2005). Konflikt, Paradox und Widerspruch. Ausstieg aus dem Labyrinth – für eine dialektische Psychoanalyse. 185 S., 19.- Euro (434-5)

Band IV: Rosmarie Barwinski (2005). Traumabearbeitung in psychoanalytischen Langzeitbehandlungen. Einzelfallstudie und Fallvergleich auf der Grundlage psychotraumatologischer Konzepte und Modelle. 360 S., 39.- Euro (425-3)

Band III: Gaby Breitenbach und Harald Requardt (2005, 2. Aufl.). Psychotherapie mit entmutigten Klienten. Therapeutische Herausforderungen. 250 S., 29.- Euro (438-3)

Band II: Gottfried Fischer und Christiane Eichenberg (Hrsg.) (2005). Jahrbuch Psychotraumatologie 2005. Traumabehandlung in der tiefenpsychologischen und analytischen Psychotherapie. 182 S., 19.- Euro (440-6)

Band I: Doris Denis (2004). Die Angst fährt immer mit ... Wie Lokführer traumatisierende Schienenunfälle bewältigen. 280 S., 29.- Euro (423-3)